DES
PLAIES PÉNÉTRANTES
DES ARTICULATIONS

PAR

Le Docteur DECHAUX

DE MONTLUÇON

MÉDECIN DE L'HOPITAL ET DES PRINCIPALES INDUSTRIES DE MONTLUÇON
GLACERIE, VERRERIE, ETC.
MEMBRE CORRESPONDANT ET LAURÉAT DES SOCIÉTÉS DE MÉDECINE ET DE CHIRURGIE
DE TOULOUSE, BORDEAUX, LILLE, LYON, PARIS.
LAURÉAT DE L'INSTITUT.
ANCIEN INTERNE DES HOPITAUX DE PARIS, ANCIEN ÉLÈVE DE L'ÉCOLE PRATIQUE, ETC.

MÉMOIRE COURONNÉ

MÉDAILLE D'OR

PAR LA SOCIÉTÉ DE MÉDECINE ET DE CHIRURGIE DE TOULOUSE

PRIX : 3 Fr. 50

PARIS

J.-B. BAILLIÈRE & FILS, Libraires-Éditeurs,

Rue Hautefeuille, 19.

DES PLAIES PÉNÉTRANTES

DES ARTICULATIONS

DES

PLAIES PÉNÉTRANTES

DES ARTICULATIONS

PAR

Le Docteur DECHAUX

DE MONTLUÇON

MÉDECIN DE L'HOPITAL ET DES PRINCIPALES INDUSTRIES DE MONTLUÇON

GLACERIE, VERRERIE, ETC.

MEMBRE CORRESPONDANT ET LAURÉAT DES SOCIÉTÉS DE MÉDECINE ET DE CHIRURGIE

DE TOULOUSE, BORDEAUX, LILLE, LYON, PARIS,

LAURÉAT DE L'INSTITUT.

ANCIEN INTERNE DES HOPITAUX DE PARIS, ANCIEN ÉLÈVE DE L'ÉCOLE PRATIQUE, ETC.

MÉMOIRE COURONNÉ

MÉDAILLE D'OR

PAR LA SOCIÉTÉ DE MÉDECINE ET DE CHIRURGIE DE TOULOUSE

PARIS

J.-B. BAILLIÈRE & FILS, Libraires-Éditeurs,

Rue Hautefeuille, 19.

La Société de Médecine et de Chirurgie de Toulouse
a mis au concours, pour l'année 1875, la question
suivante :

« *De la Conservation des Membres dans les Plaies*
« *pénétrantes des Articulations.* »

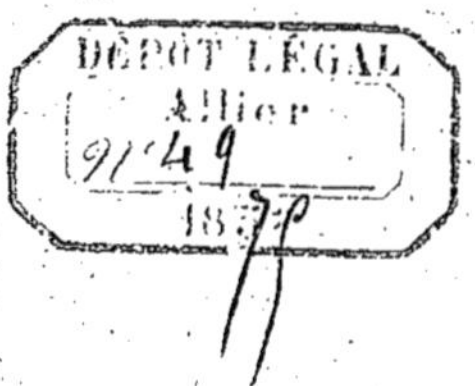

INTRODUCTION

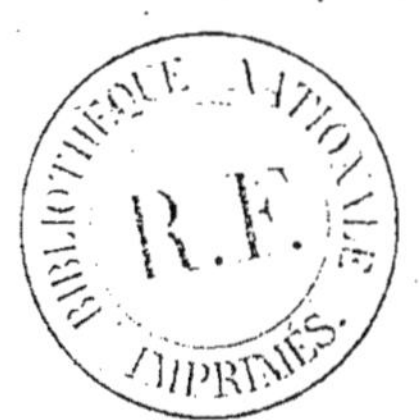

> Conserver et réparer, c'est refaire,
> c'est presque égaler la nature.
>
> VOLTAIRE.

Voilà une question intéressante et salutaire et bien choisie par une société protectrice de l'humanité : Rien que cette interrogation de la part d'une Académie fera souvent tomber le couteau des mains à plus d'un chirurgien, et vaudra à bien des blessés le bénéfice d'un membre encore serviable. Elle fait tout de suite entrevoir la possibilité de la guérison d'une plaie pénétrante articulaire, et elle ôte à cette indication d'amputation la valeur qu'on lui a prêtée trop longtemps.

Il n'est que trop vrai qu'une simple plaie d'articulation peut déterminer la mort ou une arthrite et une maladie excessives ; mais cette mort si extraordinaire, à propos de si peu de chose, d'une très petite ouverture au genou, par exemple, survient-elle nécessairement? Cette arthrite formidable et la maladie si grave qui menacent alors se réalisent-elles toujours ? La vie est-elle plus compromise dans une plaie et une inflammation de ce genre que dans le grand ébranlement d'une amputation? L'ankylose et le membre estropié qui pourront rester, vaudront-ils moins que le membre artificiel qu'on substituera ? C'est ce que nous aurons à vérifier.

Qu'il me soit permis à cette première page, pour prédisposer le lecteur, mes juges, en ma faveur, de dire que dès mon entrée dans les hôpitaux mon attention a été éveillée sur ce point. Pendant mon externat à l'Hôtel-Dieu de Paris, sous l'excellent Monsieur Roux, j'eus dans mon rang un jeune marchand de vin qui mourut en cinq jours d'arthrite suraiguë et de fièvre ataxique, avec délire et lipothynies, pour une petite plaie pénétrante du genou, par un fragment de verre. — Un mois après, ce souvenir étant encore palpitant, un garçon boucher entra pour une blessure semblable, par un coup de couteau. Le professeur nous fit à cette double occasion une belle leçon et établit le parallèle de l'expectation, si funeste dans le premier cas, et du sacrifice immédiat, qui promet au moins la vie. Séance tenante, avant la manifestation des symptômes de l'inflammation, il pratiqua l'amputation de la cuisse, avec cette habileté qui le distingua entre tous. Mais cette opération, chez un sujet magnifique, aux chairs les plus saines, fut suivie d'une mort plus émouvante encore !

Vers le même temps M. Fleury fils, professeur actuel à l'école de Clermont, était alors mon maître particulier d'anatomie et publiait sa thèse si estimée sur les plaies pénétrantes des articulations, avec les données de son père, de Boyer, de Dupuytren et des chirurgiens les plus célèbres de l'époque. — J'ai eu un parent, un officier de cavalerie, qui avait échappé à l'amputation par une *résistance obstinée*, et dont la conversation capitale était l'arthrite traumatique. — J'ai interrogé souvent les enkylosés des bains de Néris ou d'Evaux sur leur infirmité, et j'ai entendu bien des détails à ce sujet.

A peine entré dans ma carrière, dans nos usines, dans nos campagnes, ces grandes occasions ce sont souvent présentées à moi. Pendant 35 ans, je me suis intéressé à ces blessures. J'ai soigné 22 plaies pénétrantes

du genou et un nombre indéfini d'autres articulations.
C'est ce qui me pousse à traiter aussi cette question, et,
quoique un peu vieilli, à descendre dans l'arène, comme
l'Entelle de Virgile à cette voix qui lui criait:

> Entelle, heroum quondam fortissime frustra,
> Tantane tam patiens nullo certamine tolli
> Dona sines !

Dans ce concours exceptionnel, dont le prix a été
rehaussé par la générosité, bien digne d'être rappelée
ici, d'un des honorables présidents de la société, M.
Jules Naudin, et après une guerre qui a causé tant de
plaies articulaires, les compétiteurs seront nombreux
et je ne serai pas le seul à prendre le parti de la conservation. En effet, depuis une trentaine d'années, il s'est
opéré un mouvement dans ce sens; et si les classiques
ne se sont pas prononcés encore et n'ont pas réformé la
question, une foule de thèses, de mémoires, d'articles,
ont été répandus dans cet esprit. Toutefois, en y regar-
dant de bien près, ce parti est tiède et incertain : La
conservation est pour lui une précaution oratoire, il
exprime ses tendances, ses désirs, ses regrets et il
consomme néanmoins le sacrifice. Ou s'il conserve
réellement, il semble avoir fait une prouesse, avoir
dérogé à la règle. En un mot, il prêche et n'agit pas.
Tandis que nous, nos convictions sont anciennes
et positives, notre expérience est faite à cet égard,
et nous érigeons les *conservations en principe!* Je suis
entré à vingt ans dans cette voie par pitié, par ins-
piration, et je m'y suis maintenu par la pratique et
les études physiologiques des tissus osseux, fibreux
et articulaires, par la contemplation de leur nutrition,
de leurs atteintes et de leurs *réparations si lentes.* J'ai
mis plus d'amour-propre à restreindre les opérations
qu'à les multiplier, et cette émulation m'a soutenu dans

des pansements longs, fatigants, dégoûtants, quelquefois dangereux et que bien d'autres auraient pu dédaigner. Grâce à cette religion médicale, j'ai sauvé bien des gens de l'amputation, et j'ai autour de moi une phalange assez respectable de blessés auxquels j'ai conservé un pied, une jambe, une cuisse, un bras, une main des doigts par centaines, et dont le salut me va particulièrement au cœur. La conservation en chirurgie a été de ma part l'objet d'efforts constants, et restera la devise de ma carrière (je n'ose dire mon blason). — Ma position fixe m'a permis de suivre longtemps les faits sur lesquels je me suis basé : A l'armée, dans les hôpitaux, dans les grandes villes, on observe les sujets pendant quelques semaines ou quelques mois, tandis qu'il faut *des années* pour observer les lésions articulaires, tant pour l'évolution de la maladie que pour sa résolution ou la formation d'ankiloses et la reprise du travail et des fonctions.

DIVISION

DES PLAIES PÉNÉTRANTES.

Nous diviserons les plaies pénétrantes des articulations en *Essentielles et Compliquées*.

Les plaies pénétrantes essentielles, sont les vraies plaies pénétrantes, celles qui soulèvent ici toute la question. Ce sont celles qui étonnent, devant lesquelles les chirurgiens s'arrêtent, hésitent et se préparent à de grands partis. Insignifiantes comme étendue, comme entamure, elles causent des accidents terribles, par ce fait seul d'une lésion spéciale, parce qu'il a été touché à des tissus d'une susceptibilité extraordinaire, parce qu'il a été donné jour à des cavités closes, qui ont *horreur d'être ouvertes*.

Les articulations ouvertes sont comme des *boîtes de Pandore*, d'où se répandent dans l'économie les maux les plus cruels : douleur, inflammation, fièvre, suppuration, hectisie, la mort rapide ou lente, ou bien les infirmités les plus pénibles.

Le type des plaies pénétrantes et essentielles se rencontre au genou, parce que c'est l'articulation la plus vaste, la plus exposée et celle dont le service peut être le moins suspendu. Au poignet, au coude, à l'épaule, au pied, la boîte est protégée par des malléoles, des chairs, des nerfs, des tendons dont l'atteinte est déjà très grave, et la plupart des plaies pénétrantes de ces régions appartient à la classe des plaies compliquées.

Pour bien comprendre la question, il importe d'abord de faire la part de ce qui revient essentiellement à l'ouverture de l'article et de bien établir qu'une telle plaie n'a pas besoin d'être large, profonde, à bords déchirés et meurtris, sanglante et effrayante. Non, il s'uffit d'une incision de deux à quatre centimètres, telle qu'elle peut être faite artistement avec le bistouri le mieux conduit. En un mot les plaies pénétrantes essentielles, sont celles qui tirent toutes leur gravité de l'ouverture de la capsule articulaire.

Les plaies compliquées sont celles où cette gravité est partagée avec l'atteinte des parties voisines : où le décollement de la peau, la section des muscles et, surtout des tendons, la déchirure de la synoviale et des ligaments, l'entamure des cartilages, des os, l'ouverture des artères, apportent aussi leur contingent de danger.

Tant que ces parties environnantes ne sont que modérément atteintes, la plaie reste dans la catégorie de plaies pénétrantes. En effet, l'ouverture de l'article et l'inflammation consécutive, continuent à être la lésion et la maladie principales, celles qui menacent des conséquences les plus fâcheuses.

Mais lorsque l'articulation est largement ouverte, au milieu d'une grande désorganisation des parties environnantes, l'importance de l'ouverture articulaire baisse et disparaît. Ce n'est plus ici l'éventualité d'une arthrite qui préoccupe ; c'est la question de vie ou de mort du membre atteint. Il s'agit d'apprécier ce qu'il subsiste de vitalité dans cette désorganisation; si ces tissus abîmés, ces chairs écartelées pourront se refermer, et si l'extrémité compromise pourra s'entretenir, végéter et se rattacher de manière à rendre encore de bons services.

On peut rapprocher des plaies pénétrantes, les plaies péri-articulaires, qui pénètrent ou non primitivement ou consécutivement et qui donnent naissance à une arthrite traumatique. Celles qui résultent d'un écart, d'une déchirure, d'une contusion profondes, ou d'une fracture, sont dans le même cas. C'est l'arthrite violente ou chronique qui constitue encore ici toute la gravité.

CAUSES.

Les causes des plaies articulaires sont celles des plaies en général : les chutes, les coups, les instruments, les armes, les projectiles, toutes les occasions, toutes les choses qui peuvent nous blesser.

Pour les plaies articulaires essentielles, ces petites plaies insidieuses qui entament précisément une articulation, il y a un hasard malheureux, une sorte de fatalité qui fait tomber la blessure sur une articulation et entrouvre la boîte dangereuse.

Elles résultent souvent d'un coup de couteau par maladresse, chez qui que ce soit, mais particulièrement chez ceux qui le manient sans cesse, comme les bouchers ou les cuisiniers; ou dans les rixes, lorsque la fureur égare les adversaires, jusqu'à leur faire prendre le couteau en main. — Dans les duels, c'est un coup d'épée ; — dans les batailles un coup de sabre, de baïonnette ou de lance ; — parmi les cavaliers, les palefreniers, les voituriers un coup de pied de cheval, le fer portant en pince.

Après les couteaux et les armes blanches, c'est le verre qui est l'agent le plus fréquent des plaies pénétrantes, tant il est répandu partout, tant il est d'un usage général. Il se brise en pièces, en fragments qui coupent et qui pénètrent de tous les côtés. Là, c'est un tesson de bouteille, un verre à boire, une vitre, une glace, qui font des blessures fatales.

Les manufactures de glaces constituent un champ d'observations incessantes de plaies de toute espèce et des plaies pénétrantes qui nous occupent. Lorsqu'une glace brute de 4 sur 5 mètres est coulée et cuite, c'est-à-dire refroidie lentement, il faut l'équarrir, la diviser en *carré*, l'ajuster, ébarber les bavures, les bourrelets, sacrifier les bouillons, trier les parties réussies de celles qui ne le sont pas. Ce travail se fait sur une grande table : on tire à la règle un trait au diamant, et l'équarrisseur appuie sur la partie qu'il veut séparer ; mais si le verre est mal cuit, mal *cristallisé*, au lieu de casser franchement, il éclate et saute en gros morceaux de 2 à 3 centimètres d'épaisseur sur une largeur plus ou moins grande, et il cause des blessures profondes. — En portant une grande pièce de 2 à 5 mèt. carrés, perpendiculairement, à 2, à 4 ou à 6 hommes épaulés deux à deux, quelquefois la moitié ou le quart supérieur se fend et retombe comme le tranchant le plus redoutable. — Le polissage se fait à bras et par des machines tournantes, qui tournent, dans un mouvement centrifuge : lorsque les glaces viennent à se desceller, elles sont lancées en lames des plus tranchantes. — Le savonnage ou le perfectionnement de la glace, expose aussi à des blessures dangereuses, — on comprend facilement combien cette manipulation de glaces qui doivent passer mille et mille fois par les mains des ouvriers peuvent présenter d'occasions.

Je fais la part, comme elles le méritent, et parce que je l'ai constatée par moi-même des industries verrières, mais je n'exclus pas les usines à fer, les scieries mécaniques, les ateliers quelconques, ceux surtout qui sont entretenus par ces machines aveugles que fait mouvoir la vapeur. Tous ces travaux, tous ces chantiers fournissent aussi leur contingent de blessurés et de plaies pénétrantes.

Une simple chute sur un clou qui se trouve là par hasard, à travers une planche ou à terre, sur une pierre anguleuse, sur un bord vif, en est encore l'occasion.

Parmi les causes à citer mentionnons la serpe, le goyard, la hache, les faucilles, le dard. Les gens de la campagne pour préparer leurs instruments de labourage, leurs attelages, pour faire leurs pieux, leurs barrières, leurs bouchures, pour retailller leurs arbres; pour moissonner, pour faucher, couper la pâture, etc. se donnent très souvent des coups malheureux qui leur ouvrent les articulations. Aussi ces plaies sont-elles très-fréquentes chez eux. Mais, disons-le tout de suite, s'ils ont cette mauvaise chance de se blesser souvent, ils ont par leur nature, la composition de leur corps, le milieu dans lequel ils vivent, celle de guérir plus facilement.

Les plaies articulaires compliquées sont produites par ces accidents exagérés, agissant largement et profondément. On les retrouve aussi dans les grands traumatismes, résultant d'un écrasement par le passage d'une roue de voiture, d'un cylindre, la chûte d'une grosse pierre, d'une pièce de charpente, par un éboulement de carrière, une explosion de mine ; — la prise d'un membre dans une machine, dans un engrenage. On rencontre ainsi l'ouverture d'une grande articulation ou d'un grand nombre de petites qui auront leur part dans ces lésions complexes de tous les tissus.

Les chirurgiens eux-mêmes, de propos délibéré, ouvrent quelquefois les articulations, soit pour en retirer des corps étrangers, soit pour évacuer les liquides qui y sont accumulés. — Richerand, qui n'a cependant pas été toujours heureux en opérations, paraissait ne pas redouter l'ouverture du genou, et conseillait volontiers l'incision pour extraire les concrétions qui s'y forment, à la condition de tirer la peau de manière à détruire le parallélisme des lèvres de la plaie et prévenir l'entrée de l'air. — J'ai vu M. Roux à sa clinique caresser pendant quinze jours un genou, nous faire sentir le corps étranger et ne pas se décider à tenter l'extraction.—Je n'ai pas osé, non plus, je n'ai pas voulu en extraire un des plus manifestes chez un employé du chemin de fer. — Cependant, M. Bonnet de Lyon nous a accoutumés aux ponctions et même aux injections articulaires. M. Dieulafoi, de Toulouse, a publié récemment (1873) un mémoire dans lequel il mentionne 22 observations de malades chez lesquels il a fait 65 fois la ponction du genou, impunément, pour des épanchements séreux, sero-purulents et purulents.— Je me demande si cette immunité ne tient pas à ce qu'il y a moins de danger à ouvrir une articulation déjà en voie de maladie qu'une autre parfaitement saine ?

Quoi qu'il en soit, l'ouverture d'une articulation est une opération très hasardée et pleine de soucis. Nélaton ne la risquait guère, et le professeur Gosselin ne s'y

expose guère non plus. — Pour ma part j'ai bien ouvert
des articulations malades, pleine de pus, de sérosité ou
d'épanchements divers, mais je ne me suis pas exposé
pour des hydarthroses modérées.

Malgré cette réserve des chirurgiens prudents, c'est
par centaine qu'on peut compter ces ouvertures
téméraires, rien que pour aller à la recherche des
concrétions articulaires. Tant est grande la curiosité
humaine, tant on a de peine à croire qu'en entrouvrant
un tout petit peu ces boîtes mystérieuses il en sorte les
périls qu'on veut bien dire. Cependant c'est par
cinquantaine, c'est-à-dire par moitié qu'on relève les
cas de mort ou d'accidents les plus funestes après ces
opérations téméraires.

Enfin, et nous venons d'en faire la cruelle épreuve :
combien en sont morts, combien d'amputés, combien
d'estropiés ! la guerre, la guerre actuelle surtout, à
distance, avec les innombrables projectiles d'à-présent,
est la plus grande cause des plaies articulaires. Mais il
faut bien faire ici cette distinction : ces plaies sont pour
la plupart des plaies *compliquées,* dans lesquelles
l'ouverture de l'article n'est que l'accessoire.

DIAGNOSTIC ET MARCHE.

On reconnaît une plaie pénétrante à sa situation près
d'une articulation, à sa direction, à la profondeur qu'elle
a dû atteindre et à la connaissance de la cause qui l'a
produite.

S'il s'écoule un liquide incolore et filant, pur ou teinté de sang, de la synovie en un mot, le diagnostic est suffisant. La synovie des premiers instants est un léger mucilage, celle des jours suivants est plus glaireuse et a de la tendance à se coaguler comme du blanc d'œuf, avec lequel elle semble être faite, selon son étymologie (*sun ôon,* avec de l'œuf) ; puis si l'inflammation s'exagère, elle peut devenir purulente.

On pourrait compléter ce diagnostic par l'introduction du doigt ou d'une sonde ; mais ces introductions sont intempestives et il est sage de savoir renoncer à cette curiosité. Haller a démontré que les articulations à l'état physiologique sont insensibles, et ces explorations semblent au premier abord inoffensives. Elles ne déterminent pas, par exemple, la sensation désagréable du doigt dans l'œil ; toutefois elles y produisent le même effet. Elles enlèvent l'enduit onctueux et vivant qui les protége ; elles sèchent, elles rayent les surfaces articulaires et elles prédisposent à l'inflammation. C'est trop qu'une articulation ait été ouverte, on doit se garder de la réouvrir et d'y promener des corps étrangers. Sans doute , comme dans la boîte de Pandore , les maux longtemps emprisonnés y sommeillent quelquefois (*aliquando dormitant*), mais c'est assez de risques de leur avoir ouvert une issue sans aller les réveiller et les exciter à sortir. — D'autant plus que ce diagnostic positif n'a pas d'importance : si la plaie est pénétrante, qu'elle se referme promptement et qu'elle ait des tendances à la guérison simple, il n'y a rien à entreprendre ; — et si elle n'est que péri-articulaire et qu'elle s'enflamme ?... elle est, dans ce cas, infiniment plus grave ! toute la gravité gît dans l'inflammation consécutive. — Ne fourrez donc pas le doigt, ni de stylets, ni de sonde dans les petites plaies sur les articulations (*quœso*, je vous en conjure.)

Mais lorsque la plaie est large et profonde, et béante, il n'y a plus de doute, ni de recherches à faire. C'est un beau spectacle que celui d'une grande articulation, du genou, de l'épaule ou du poignet, ouverte sur le vivant! mais pour le médecin c'est d'un pronostic effrayant.

Et cependant, tels sont les destins contradictoires, les caprices, les jeux de la nature, *ludibria naturæ,* qu'une grande articulation peut être largement, à moitié ouverte et se réparer parfaitement, tandis que pour une piqûre, une infiniment petite plaie, une arthrite compromettante et la mort même peuvent s'en suivre.

La marche des plaies articulaires est donc celle-ci : Les unes peuvent se refermer par 1re ou 2e intention, assez rapidement et guérir avec une légère arthrite, — Et les autres conduire à une inflammation excessivement grave et à une grande maladie.

ARTHRITE

DES PLAIES PÉNÉTRANTES.

———

L'Arthrite des plaies pénétrantes est *excessive*, — ou *modérée*. — Dans tous les cas elle n'éclate pas immédiatement, elle couve bien de trois à cinq jours, sans faire pressentir la forme qu'elle prendra. Si l'ouverture est petite, le blessé, non plus que sa famille, ne se doute pas de la gravité de son accident, et comme il ne souffre pas encore, il peut agir, marcher et il ne prend pas toujours les précautions convenables. Du reste ces précautions prises sur-le-champ n'empêcheraient pas la malignité si la fatalité l'a décidée.

1º ARTHRITE EXCESSIVE.

La forme excessive dure quelques jours et entraîne la mort ; — ou, sans cesser d'être grave, elle perd de sa violence et se prolonge indéfiniment jusqu'à des terminaisons variées et que nous indiquerons. Cette forme excessive est caractérisée par une forte inflammation locale, — des douleurs atroces, — et une grande perturbation générale.

L'inflammation est évidente et réunit tous les signes positifs : gonflement, chaleur et impotence. — Le gonflement se voit, se touche, et les fonctions c'est-à-dire ici les mouvements, sont impossibles. Si la peau par elle-même n'est pas toujours chaude et rouge, on sent, on comprend qu'elle enferme un foyer incandescent. Le tissu cellulaire est tuméfié et un épanchement intérieur se révèle par une fluctuation plus ou moins manifeste. Des téguments aux os, toutes les parties constituantes sont envahies.

On lit là, en gros caractères, cette fièvre locale que mon ami Claude Bernard développe à volonté, sur les points les plus étroits, en piquant le mésentère d'une grenouille, un œil, une membrane quelconque à sang rouge. Cette articulation devient le point d'attraction d'une circulation activée : elle brûle, elle rougit, la vitalité s'y exagère et s'y trouble. Le sang et les esprits animaux (si on nous permet le langage des anciens) y sont effervescents, comme dans une fourmilière qu'on vient de remuer au soleil. Tous les influx, tous les ouvriers du corps accourent et s'empressent ; tous les globules, tous les matériaux sont apportés avec zèle, pour le grand dommage pour la grande réparation à effectuer. Mais cette foule, comme toutes les foules, ne fait que se gêner et se nuire ; elle produit une révolution, elle renverse, elle suspend le genre de vie qui existait avant, et ne répare pas. Cet emportement, cette colère, ou cette envie de trop bien faire ne font qu'ajouter au mal réel.

Les douleurs sont ici exceptionnemlleent fortes et

perturbatrices. Bientôt elles terrassent les plus robustes et les plus stoïques qu'elles rendent craintifs, tremblants, crispés à la moindre approche. Les déplacements, le toucher, le poids des couvertures, des cataplasmes, les pansements les plus doux, les plus légers les exaspèrent. Avec leurs mains raidies, leur visage grimaçant, leur voix suppliante ou leurs cris stridents, ces malheureux vous empêchent de les toucher et finissent par éloigner d'eux quelques chirurgiens. Ces douleurs cruelles continuent et le jour et la nuit, dans l'immobilité même, malgré tous les calmants locaux et généraux, malgré toutes les consolations, les objurgations des veilleurs, des parents les plus dévoués.

La douleur que nous retrouverons dans la forme bénigne comme une sage conseillère pour répéter sans cesse : ne bougez pas, ne remuez pas, ne forcez pas ! devient ici une complice affolée qui fait la plus grande partie du mal, qui cause les plus grands troubles, qui *tue* ; car dans cette forme excessive le malade meurt surtout de douleur.

Elle tient sans doute au lieu dans lequel est venue l'inflammation, à la susceptibilité de la membrane synoviale, à l'inextensibilité des tissus fibreux qui ne savent pas faire place au gonflement, et à la tuméfaction des os qui ne peut s'effectuer sans forcer et décoller les cartilages d'encroûtement ; mais cette douleur excessive est certainement exagérée par l'égarement et la fermentation qui s'emparent alors de l'organisme.

Dans cet état, en effet, il y a insomnie, agitation, subdelirium et délire véritable, soubresauts des tendons, grimacements, une physionomie mobile, un teint brouillé, un pouls changeant, fort par moments, plus souvent concentré.

Il survient des nausées, des vomissements, des

selles involontaires, des frissons, des sueurs froides, des lipothymies, des ataxies de toute espèce.

Dans cette première période ce sont les réactions et les perturbations nerveuses qui prédominent. Elles sont telles qu'elles touchent, qu'elles conduiraient souvent au tétanos, d'après les classiques. Ce sont de préférence aux grandes capsules ouvertes les petites articulations qui y donneraient lieu. Les chirurgiens militaires l'ont signalé particulièrement dans les blessures des pieds et des mains par armes à feu. — Pour ma part, et c'est par centaines que je compte dans nos usines les plaies des mains et des pieds, des grandes et des petites articulations, les plus simples et les plus compliquées, jamais il ne m'est survenu un seul cas de tétanos véritable à ces occasions.

L'*Infection purulente* a enfin été chargée des méfaits de la maladie qui accompagne les plaies pénétrantes. Des chirurgiens ont affirmé la propension qu'ont les autres articulations à suppurer lorsqu'une d'elles fournit du pus, et ils ont avancé que dans ces cas, on trouvait aussi du pus dans le foie, dans la rate, dans les reins, dans les poumons. Tout ce que je puis dire, c'est que dans deux occasions mémorables, à l'Hôtel-Dieu, dans le service de M. Roux, alors qu'on parlait beaucoup de ces infections purulentes, nous avons ouvert toutes les articulations, coupé à petits morceaux le foie, la rate, les reins, les poumons, le cerveau lui-même, cherché dans les veines, et nous n'avons pu apercevoir le plus petit grain de pus. M. Bonnet, n'ayant pas non plus, à l'autopsie, rencontré d'abcès dans les organes intérieurs, et considérant la formation laborieuse du pus et les ravages qu'il va causer dans l'articulation même, dans les régions voisines et dans toute l'économie, qu'il infecte au moins, fait une distinction et donne à cet état la dénomination d'*Infection purulente*.

Ces recherches, ces théories, prouvent combien les auteurs se sont mis l'esprit à la torture pour expliquer ces accidents étonnants. Quoi qu'il en soit, il reste ce fait, qu'une plaie pénétrante peut donner naissance à une fièvre initiale, *phlegmoneuse ou autre*, des plus graves. Si les symptômes vont en montant, la mort ne tarde pas à se réaliser ; s'ils s'atténuent, la scène se prolonge, et il s'établit une arthrite, aigue d'abord, puis chronique.

L'arthrite aigue continue avec le gonflement, la douleur, la fièvre, les troubles gastriques, les troubles nerveux atténués, et la suppuration le plus souvent.

Le gonflement persistant, témoigne toujours du travail inflammatoire, et fait comprendre l'impotence du membre. Nous reviendrons sur son rôle au chapitre réparation.

La douleur, de perturbatrice qu'elle était les premiers jours, devient consomptive et habituelle. Sous sa stimulation, la physionomie reste anxieuse avec quelque chose de grippé, comme dans la péritonite. Au fur et à mesure que la maladie parcourt ses périodes, le faciès de la douleur s'incruste de plus en plus : les muscles qui l'expriment, particulièrement le frontal, le sourcillier, l'orbiculaire des paupières, les labiaux, le triangulaire des lèvres, à chaque instant contractés, entrent dans une sorte de contracture et organisent au front, aux paupières, dans le sillon nazo-labial, des rides, des plis, des froncements qui donnent au visage un aspect des plus pénibles, qui réflète la douleur profonde et continue, la douleur constitutionnelle.

La fièvre est en raison de l'inflammation. Elle parcourt tous les degrés, de la fièvre inflammatoire à la fièvre hectique, de la fièvre aigue à la fièvre lente, chronique. Le pouls, qui est la boussole ordinaire pour l'apprécier, est rarement large et plein. Il a plus de tendance à être concentré ; c'est le pouls de la douleur, de l'inflammation consomptive. Il varie tous les jours, et tous les jours il a besoin d'être consulté. Tant qu'il se maintient entre 100 et 130 tout espoir n'est pas perdu.

Comme dans toutes les grandes maladies, les fonctions et les organes de la digestion se prennent : la langue conserve quelque chose de maladif jusqu'à la période de réparation, se chargeant, se dépouillant, se rechargeant encore et restant le plus souvent rouge et pointue.

Le ventre perd sa souplesse à son tour, et donne à combattre une constipation ou une diarrhée d'autant plus redoutable que les mouvements pour aller à la selle, sont l'occasion de nouvelles douleurs. — Les vomissements surviennent et se reproduisent de loin en loin. L'indigestion est fréquente, et demande une grande surveillance. Et quand l'estomac aspire à reprendre ses fonctions, ce n'est pas sans hésitation, sans refuser ou rejeter les aliments, sans être plus ou moins troublé à toutes les rechutes qui ne cessent de se reproduire.

Lorsqu'il survient de la suppuration, c'est d'abord du pus mêlé à de la synovie sécrétée en excès ; puis, c'est un liquide roussâtre, séreux, séro-phlegmoneux, et qui s'échappe en bouillonnant, comme si de l'air s'y était manifestement mêlé. Cette suppuration dans l'article a une durée variable. Tantôt passagère, tantôt indéfinie, se reproduisant sans cesse. A la première période, elle fournit des collections assez abondantes, de véritables abcès intra-articulaires de toute la capsule ; ou bien ces abcès sont restreints, et plus tard, ceux des dernières périodes se présentent sous forme tubéreuse, comme de petites noix qui aboutissent à la périphérie des articulations. L'arrivée de ces abcès explique les exacerbations et les nouvelles rechutes qu'on ne savait à quoi attribuer. C'est un lobule de tissu cellulaire, un fragment de cartilage, un bout de tendon, de ligament, ou une esquille à fondre et à rejeter : aussi ces abcès se transforment-ils souvent en fistules.

Les abcès les plus volumineux ne sont pas ceux de l'articulation, mais ceux qui surviennent au voisinage ou à distance ; par exemple s'il s'agit du genou, à la fesse, à l'aine, à la partie moyenne de la cuisse ou au gras de la jambe — les abcès et leur formation ajoutent beaucoup aux troubles de la maladie, en même temps qu'ils sont d'un diagnostic difficile.

Ces abcès peuvent être nombreux et volumineux, contenir un verre, un demi-litre de pus, et fournir longtemps. Pour être venus de si loin, ils ont bien commencé sans doute au foyer du mal ; mais ils se sont répandus dans les gaînes tendineuses, dans les cornets aponévrotiques des muscles, et ils ont fondu tout le tissu cellulaire et les chairs qui y étaient contenus. On suit ainsi des trajets immenses, qui vont de l'ischion au genou et du genou au talon.

Avec cette suppuration, cette fièvre hectique, cette position couchée ou accroupie et ces souffrances qui ne permettent pas tous les soins de la plus scrupuleuse propreté, le sujet se cachectise, sa peau se ramollit et en vient à des eschares de tous côtés, au sacrum, aux trochanters, aux coudes, aux omoplates, qui ajoutent à l'horreur de cette situation. — L'homme le plus vaillant naguère n'est alors que plaies et douleurs, un squelette grimaçant et pénible à voir !

C'est devant ce tableau nullement chargé que les

chirurgiens se sont effrayés ; c'est devant ce départ si orageux et ce parcours si long, si désastreux qu'ils se sont jetés dans le parti extrême, en s'écriant : cent fois plutôt l'amputation et la mort même, tout de suite, *mors repentina summa felicitas,* que cette longue agonie, ou une vie misérable, infirme, achetée par tant de douleurs et de sacrifices !

2° Arthrite modérée.

Mais l'incertitude des évènements vient nous arrêter dans cet élan et ce spartiatisme, en nous objectant qu'il n'en est pas toujours ainsi : qu'une plaie pénétrante ne détermine pas nécessairement l'arthrite excessive, qu'au contraire elle amène plus souvent à sa suite l'arthrite modérée.

Modérée ! cette épithète est toute une définition et nous exempte d'une nouvelle description. — Par une grâce de Dieu ou par un caprice de la nature, l'arthrite des plaies pénétrantes ne survient donc pas, ou existe à peine pendant quelques jours. Ou bien elle se maintient des semaines, des mois avec des symptômes atténués.

Le gonflement, la sortie de la synovie en excès ou avec un mélange de pus, l'impotence, la fièvre, le malaise se présentent il est vrai, mais à des degrés supportables. Le corps souffre bien de partout ; son activité, ses fonctions sont bien troublées et ralenties ; le blessé, est plus pâle, plus affecté, plus entravé, plus boiteux que de toute autre blessure et il s'inquiète, et il s'impatiente d'autant plus que ses souffrances sont plus longues ;

mais le médecin doit être à côté de lui pour connaître son mal et le lui expliquer : pour lui prescrire quelques remèdes et par-dessus tout lui ordonner le repos et l'attente motivés sur les meilleures raisons de la physiologie et de l'expérience.

Pour ce qui est de la douleur, elle demeure encore ici le phénomène capital ; elle imprime sur le visage ce cachet péritonéal ou arthritique que nous avons fait remarquer : ce nez pointu, ce front plissé et cette pâleur profonde ; et elle dure des semaines, des mois, jusqu'à la réparation complète ; mais elle est tolérable dans l'immobilité. Dans cette forme modérée, elle est moins par elle-même une cause de perturbation, de délire, de tétanos, d'ataxie, de fièvre cérébrale et de mort *qu'un moyen* : la nature s'en sert pour commander le repos qui lui est nécessaire alors pour la réparation de ce rouage merveilleux, compliqué, qu'elle a fait une première fois pour toutes, à grands frais, mais qu'elle s'est interdit de refaire et qu'elle ne peut retoucher qu'avec des peines inouies.

Elle se borne chez les sujets dociles, chez les constitutions calmes et faciles et dans les cas moyens à être *une conseillère* pour les avertir de ne pas bouger. Tandis que chez les indociles, chez les tempéraments emportés et dans les cas violents, elle est une sentinelle inflexible pour crier sans cesse, on ne passe pas ; un gendarme pour leur mettre la main au collet, les menotes et les entraves pour les clouer dans leur lit ou sur leur chaise, ou les retenir à la chambre.

En termes plus précis, la *douleur* est une *force* dont se sert la nature pour astreindre à cette loi, à cette nécessité de suspension des mouvements les hommes et les animaux dans leurs atteintes articulaires. Et comme toutes les forces elle peut être exagérée, mal appliquée.

L'arthrite modérée est essentiellement une inflammation réparatrice. Il importe de la comprendre, de la suivre et de la faire accepter par le malade et sa famille. Elle a beaucoup de tendance à passer à l'état chronique, s'atténuant, s'évanouissant et revenant indéfiniment. Elle récidive sans cesse avec ses deux symptômes fondamentaux, la douleur et le gonflement : la douleur pour empêcher ou restreindre les mouvements, le gonflement, que nous démontrerons être aussi un phénomène physiologique, en vue de la réparation, c'est-à-dire une accumulation de sérosité pour dissoudre et emporter les molécules désorganisées, mal agencées, et à la fois un véhicule pour apporter les nouveaux matériaux.

GRAVITÉ

DES PLAIES PÉNÉTRANTES ARTICULAIRES.

———

Les auteurs n'ont pas manqué de rechercher la cause de la gravité des plaies pénétrantes des articulations : Boyer, Richerand, Bérard, Velpeau, Bonnet, Nélaton, Gosselin, sont disposés avec Monro, B. Bell, Béringer, Thompson et autres à l'attribuer classiquement à la *pénétration de l'air* ?.... Mais mes observations et celles d'autres médecins établissent qu'une articulation peut être largement ouverte, au quart ou à moitié, montrer tout son intérieur et guérir sans inflammation ou avec une inflammation légère. — D'autre part les incisions opérées avec les plus grandes précautions, sans pénétration probable d'air, ne sont pas du tout à l'abri de ces funestes accidents. Enfin les plaies *péri* et *intra*-articulaires, sans entamure de la peau, donnent également naissance à des arthrites traumatiques très-graves.

Ce n'est donc pas l'air dont le contact serait irritant, malfaisant par lui-même, qui causerait ce déchaînement des symptômes les plus fâcheux ; et en cela je suis de l'avis de Larrey et de J. Bell. — L'air me semble n'avoir sa part d'action que plus tard, dans la suppuration de l'article, comme dans les suppurations profondes, des os, des organes intérieurs, des poches, des kystes ; en favorisant par ses éléments la fermentation, la décomposition du pus, sa fétidité et son abondance.

Ambroise Paré et Fernel s'en prenaient à la grande sensibilité des tendons et des aponévroses. Mais Haller a fait tomber cette opinion par ses expériences physiologiques, en démontrant le peu de vitalité et de sensibilité des tissus fibreux. Harder, Autenrieth, Cruveilher ont confirmé par le feu et par le fer, en brûlant, coupant, déchirant les cartilages, cette insensibilité.

Brasdor, Bichat et Larrey accusaient avec une certaine raison la résistance des articulations ? Sans doute l'inflammation une fois déclarée, l'inextensibilité des tissus fibreux, la dureté des cartilages d'encroutement et des os qui ne prêtent pas de place au gonflement, concourent pour beaucoup à cette arthrite si douloureuse. Mais ce n'est pas là le point de départ, c'est une disposition fâcheuse qui se rencontre après coup.

Les pansements mal faits, l'introduction de charpie, de topiques irritants, de corps étrangers, de caillots de sang qu'invoquaient Jourdan, Boyer et Richerand, n'ont pas plus de raison d'être la plupart du temps, puisque la plaie la plus nette, la plus propre, la plus artistement faite donne naissance à cette terrible arthrite.

MON OPINION A MOI.

C'est peut-être téméraire après tant de siècles d'observations et tant d'opinions contradictoires des plus grands chirurgiens, de risquer mon appréciation... Mais pour moi, *la gravité* des plaies pénétrantes des articulations provient de la *difficulté réelle qu'a la nature à réparer une articulation endommagée,* — *et de l'étonnement de l'organisme devant ces travaux de réparation, qu'il s'exagère et que quelquefois il ne peut accomplir en effet sans une transformation de fond en comble de l'articulation.*

Nous allons tâcher de rendre ces deux propositions compréhensibles.

1º La difficulté de la nature à réparer une articulation tient au genre de matériaux, à l'espèce de tissus qui la forment et à leur mode de vitalité.

Les tissus qui la constituent sont en grande partie des tissus fibreux et cartilagineux, des tissus blancs qui sont faits d'humeurs filtrées plusieurs fois, distillées, cohobées indéfiniment et très laborieusement organisés.

Leur vitalité est une vitalité particulière, accumulée, préparée à l'avance ; qui fonctionne en dehors de la vie courante, qui est distincte de celle de la peau, des muqueuses, de celle des muscles, du tissu cellulaire des os eux-mêmes. Cette vitalité indirecte une fois troublée et suspendue est plus longue à se rétablir que dans les autres organes.

Considérez la peau et les muscles ou les tissus bien vascularisés lorsqu'ils sont atteints : Le sang, cette chair coulante, leur apporte bien vite les matériaux pour se refaire. Dans ces tissus l'absorption, l'exhalation et l'assimilation sont très actives et les réparations sont assez promptes.

Mais dans les tissus blancs, secs, peu vascularisés, à capillaires excessivement ténus ; où il n'arrive, d'où il ne sort que des sucs très déliés, très alambiqués, où l'absorption, l'exhalation et la nutrition sont très lentes, très detournées, les réparations sont excessivement difficiles, souvent même impossibles.

Les tendons, les ligaments, les capsules, les synoviales, les cartilages sont des tissus primitifs, basilaires, qui semblent avoir été faits une première fois pour toutes à la base, à la fondation de l'édifice humain. Ils vivent sans doute avec les autres organes, mais par voisinage, par contiguité plus que par continuité, par endosmose et par exosmose plus que par une circulation courante, artérielle et veineuse. Il en résulte qu'ils ne reçoivent leurs aliments que par des voies très fines, très longues, très détournées ; qu'ils ne se renouvellent que très lentement. Et lorsqu'ils ont besoin de procéder à un triage, comme dans les plaies contuses, de rejeter des fibres, des lambeaux, des pièces de membranes, des molécules, des fragments de cartilages, ils ne peuvent ni les résorber ni amener les éléments de réparation assez vite.

Suivez une incision de la peau et des muscles : du sang s'écoule, un caillot se forme, une inflammation simplement locale, si la lésion est petite, locale et générale si la lésion est grande, survient, de la lymphe adhésive est versée, puis une communication s'effectue entre les bords. — Si la plaie est contuse, à bords frangés, à pièces détruites, il s'établit une suppuration, une élimination à ciel ouvert de tout ce qui doit être ébarbé, coupé, rejeté, entraîné comme impropre à une nouvelle organisation ; puis il arrive un bourgeonnement, une prolifération de cellules réorganisatrices. Mais pour cela il faut des voies, des issues, des canaux, pour rejeter, pour emporter les décombres, les détritus et faire arriver les matériaux neufs. — Et dans les tissus fibreux et cartilagineux ces voies n'existent pas, ces accès ne sont pas libres.

Aussi quand un rouage tel qu'une grande articulation est fortement endommagé, la machine humaine est enrayée, elle a besoin de s'arrêter et de s'arrêter jusqu'à ce que la réparation soit opérée, ou que ce rouage n'existe plus ; qu'au lieu d'une charnière mobile, il se soit organisé une soudure, une ankylose.

Vous êtes-vous jamais extasié devant une articulation ouverte ? avez-vous admiré cette synovie si douce, si onctueuse ? quelle huile, quelle graisse, quelle substance lubrifiante à lui comparer ! — Et la synoviale qui la laisse transpirer : quelle membrane plus fine et plus souple, pour tapisser, sans plis incommodes, les poulies, les sinuosités, les engrenages des articulations ! Existe-t-il une doublure, une dentelle, une gaze qui lui soit comparable ? Et lorsqu'une dentelle de prix ou une gaze exceptionnelle sont déchirées ne recherche-t-on pas l'ouvrier le plus habile et ne se résigne-t-on pas à attendre une reprise très-minutieuse.

Et les cartilages ! quel émail précieux, quel vernis éclatant étendu sur les candyles et dans les cavités articulaires ! Où donc retrouver les éléments qui composent cet émail, comment étendre avec tant de précision un revêtement si solide, si élastique et qui résiste tant au frottement ?

Et ces tendons, et ces ligaments, et ces capsules fibreuses, qui semblent là isolés, vivre de rien, en dehors du courant circulatoire et nourricier! qui donc peut filer de pareils fibres, tisser de pareilles toiles, agglomérer de pareils liens? si blancs, si nacrés, si resplendissants et à la fois si forts et si inextensibles?

Eh ! vous voudriez quand la nature a confectionné avec tant de peine des tissus si parfaits et composé des boîtes, des rouages si compliqués, si exacts, les déchirer, les contondre, les briser et les refaire à volonté ou en peu de temps ? Oh ! vous n'avez jamais contemplé Dieu dans ses ouvrages !

Et lorsque la nature ne peut refaire de pareils tissus, de pareils chefs-d'œuvre ; qu'elle est réduite à les supprimer, à les transformer, le travail n'est pas moins compliqué : ce n'est qu'à grande peine que la synovie se tarit, que la membrane synoviale disparaît, que les cartilages sont fondus et résorbés ; que les coulisses tendineuses sont oblitérées et qu'un mastic éburné, qu'un ciment, plus dur que celui des Romains, soude les extrémités osseuses. Cette immobilité consécutive ne se substitue qu'à frais considérables à la mobilité primitive.

2° C'est devant ces travaux minutieux, difficiles et longs que l'organisme s'étonne, comme s'il comprenait le malheur qui lui survient. Que reste-t-il à faire à la nature dans ces conjonctures ?.... Arrêter la machine humaine et concentrer toute l'activité vitale sur le rouage, sur le genou, par exemple, à réparer. — Pour cela elle appelle à son aide la douleur et l'inflammation :

— la douleur pour empêcher les mouvements, — l'inflammation pour déterminer des afflux, des courants plus précipités et plus abondants, pour emporter les molécules à reprendre, à résorber et pour apporter celles à déposer pour une nouvelle organisation.

Si la douleur est modérée, si à son avertissement le blessé s'arrête ou diminue ses mouvements, les réparations peuvent se faire insensiblement. Si l'inflammation reste bénigne pendant des semaines, des mois, une année et plus, les choses peuvent se passer au mieux. Mais la nature, toute nature qu'elle est, n'est pas aussi raisonnable : elle laisse l'organisme s'exalter, s'emporter dans ses efforts les plus généreux, dans ses tendances les meilleures. Les phénomènes d'élimination et de réorganisation ne peuvent se former et s'accomplir régulièrement. Il survient des douleurs atroces, qui de bonnes conseillères deviennent perturbatrices, et une inflammation exagérée qui suscite des réactions désordonnées et amène une grande maladie ou la mort même.

Voilà donc pour moi la raison de ces arthrites traumatiques : la difficulté qu'a la nature à réparer les articulations endommagées, — et, dans la forme excessive, le trouble qui s'empare alors de l'organisme.

Ce trouble, j'espère qu'on ne me le contestera pas trop ; c'est le même qui apporte le danger dans toutes les maladies graves : Dans la fluxion de poitrine, si le flux du sang et le reflux peuvent s'effectuer régulièrement ; dans une fièvre éruptive, si le virus ou les molécules morbides peuvent se ramasser et sortir à la peau; dans une fièvre typhoïde, si le ferment n'est pas trop chaud et que la fonte du corps puisse s'opérer dans des limites restreintes, le malade peut guérir. Ce qui constitue le péril, c'est la violence de l'inflammation, l'hypersthénie et l'ataxie, l'intensité de la fièvre et le désordre qui l'accompagne.

Il importe que la maladie puisse bien s'établir, s'évoluer et suivre ses phases. Il faut quatre jours à une incision de la peau pour se cicatriser, quarante à une fracture pour reprendre ; il faut des mois, des années à une articulation compromise pour se réparer ou se transformer.

DANGER COMPARÉ

DES DIFFÉRENTES ARTICULATIONS.

Les plaies pénétrantes des articulations des membres supérieurs présentent cela de remarquable, qu'elles sont en général moins graves que celles des membres inférieurs. La raison me semble provenir de cette circonstance que là la nature peut immobiliser l'articulation malade, ou à peu près, sans de grands efforts et qu'il lui suffit la plupart du temps de l'arthrite modérée. Le blessé peut marcher, fonctionner dans des limites restreintes, en ne remuant pas ou à peine son bras, son poignet ou son doigt. Dans cet état de demi-repos les phases de l'arthrite simple ou compliquée ont la chance de s'accomplir avec plus de bénignité ; et devant ces éventualités, dont il semble avoir la conscience, l'organisme s'emporte moins.

Ainsi, dans les larges ouvertures de l'articulation scapulo-humérale, par un coup de hache ou de sabre, par le fait du poids du bras qui vient à pendre, la plaie reste béante et l'air y pénètre à flots ! Cependant l'arthrite y est moins grave qu'au genou. Donc ce n'est pas l'air qui est cause de cette inflammation terrible, ou bien il y aurait avec l'air et cette articulation de singuliers accommodements. — Mais lorsque la plaie a lieu avec désorganisation, comme par une balle, l'arthrite qui suit est grave et longue comme toutes celles qui sont compliquées de lésion des os et de toutes les parties constituantes.

Au coude, les plaies essentielles sont difficiles, cette articulation étant protégée en arrière par l'olécrâne et de chaque côté par les condyles et les masses musculaires qui forment le pli du bras. Ces plaies sont en général compliquées de fractures, de perforation, d'atteintes plus ou moins fortes des parties molles et des parties dures.

Au poignet, l'article ne peut être ouvert sans lésion des tendons, des artères, des nerfs et des parties environnantes. Mais pour ce qui est de l'ouverture de l'articulation (et je l'ai vu souvent) elle peut être très large, au point de laisser voir tout l'intérieur et pénétrer l'air de partout et ne causer ni inflammation ni ankylose après. Les lésions les plus dangereuses ici sont celles des tendons, ou bien les extrémités osseuses sont écrasées, fracturées, les cartilages abîmés et il en résulte une arthrite compliquée.

A plus forte raison dès articulations du carpe et du méta-carpe, ces arthrites sont mixtes et compliquées de l'écrasement, de la section, de la désorganisation des os qui demandent aussi beaucoup de temps pour se réparer et qui occasionnent des inflammations et des caries interminables, quelquefois même dangereuses.

Les doigts, dont les articulations constituent une multitude de petits genoux, sont très exposés aux plaies pénétrantes simples ou compliquées, dans ces accidents innombrables qui résultent des usages incessants de la main. De ces plaies, les unes s'enflamment et aboutissent à des ankyloses, les autres guérissent bien. Il y a des chirurgiens, des jeunes surtout, qui amputent alors les phalanges avec une légèreté déplorable. Dans un mémoire, qui a été couronné, j'ai démontré combien cette pratique est pernicieuse. Pour moi je n'ampute jamais de doigts dans le lieu d'élection pour régulariser un moignon ; je ne les achève que lorsqu'ils sont presque complétement détachés, froids, pendants et incapables de vivre. Je compte des reprises étonnantes et après ces conservations des services bien passables. Tout ce qui dans la main peut faire masse, résistance, crochet, empoigne, point d'appui, point d'opposition est digne de nos ménagements. Avec le temps, je le répète, les plaies de la contiguïté et de la continuité des phalanges se réparent d'une manière consolante.

Aux membres inférieurs, l'articulation coxo-fémorale, abritée par les contreforts du bassin et par les masses musculaires de la cuisse, ne peut être atteinte de plaie pénétrante essentielle. Il n'y a que les fractures intra-capsulaires, les écarts, les luxations, les écrasements et les projectiles de la poudre qui puissent y parvenir. L'arthrite traumatique qui se développe alors est grave et longue comme dans les plaies profondes et dans les coxalgies.

Au pied, les articulations du gros orteil sont souvent ouvertes et deviennent le siège d'arthrites tantôt graves tantôt bénignes. Dupuytren redoutait beaucoup les plaies des orteils, de leurs articulations et de leurs tendons : à l'hôpital et à l'Hôtel-Dieu de Paris c'était vrai ; à la campagne, dans nos usines, chez les ouvriers ce danger est rare. Le pied peut être coupé, écrasé, perforé à plombs, à balle, coupé grossièrement à travers les orteils, le méta-tarse ou le tarse et guérir ! Il survient sans doute une inflammation intense, de la gangrène une suppuration fétide et interminable, avec ostéite très-marquée ; mais ces plaies guérissent en général. Eh ! quand même le sujet ne conserverait que le talon, c'est un grand service que de lui ménager ce point d'appui et de lui éviter l'amputation de la jambe.

L'articulation tibio-tarsienne est souvent atteinte, mais rarement d'une manière essentielle. Pour y parvenir il faut que les os, les malléoles latérales, soient brisés et qu'en avant ou en arrière les tendons les plus importants soient coupés. Aussi ces plaies sont mixtes : composées de l'ouverture de l'article et du danger de la section des tendons et des fractures comminutives. Elles peuvent compromettre l'existence et conduisent ordinairement à des ankyloses.

Nous avons réservé pour la dernière l'articulation du genou, pour laquelle l'arthrite traumatique a réservé toutes ses rigueurs ; et elle les lui a réservées par ces raisons que nous allons développer : — parce que c'est la plus vaste ; — celle où la suspension des mouvements est le plus difficile et où cette suspension est le plus nécessaire, pour la réparation à effectuer ; — celle où la douleur qui doit imposer cet arrêt doit être portée à la plus haute dose ; — et qu'à ce degré la douleur peut plus facilement s'exalter et devenir pernicieuse.

En effet l'articulation tibio-fémorale est la plus exposée et la moins protégée, la moins recouverte de muscles et de tendons. Tout autour du petit bouclier que lui constitue la rotule elle est vulnérable. De chaque côté, au-dessus et au-dessous, la capsule, presque exclusivement doublée de la peau et reposant sur des os, peut être ouverte avec une facilité déplorable, dans une foule d'occasions. Et justement c'est la plus grande des jointures, la plus importante, celle qui fonctionne le plus, qui est le siège des mouvements les plus puissants, des pressions les plus fortes. Il n'y a pas ici à dévier de la perpendiculaire, à appuyer sur un bord plutôt que sur l'autre pour ménager le point malade. Le poids doit invariablement aboutir dans l'axe des tubérosités ; les frottements de la poulie doivent être étendus et serrés ; les deux, les quatre condyles doivent être frottés, pressés uniformément. Il n'y a point d'échappements pour le point lésé, pour la pièce de cartilage abîmée ; tous les ligaments, toute la capsule, intacts ou non, doivent être tendus quand même. Pour les articulations du pied et de la jambe le blessé appuie plus sur le talon ou sur la pointe, sur un bord du pied plutôt que sur l'autre. Ici il n'y a pas de suppléance, pas d'attitude debout ou en marche qui prête à la réparation. Il faut que le blessé tombe, que la vie de tout le corps soit arrêtée à cause de ce rouage endommagé. Et l'articulation entière devant souffrir pour une pareille réparation, la souffrance est plus grande pour celle-ci que pour toute autre, puisqu'elle est plus vaste. Quand la jointure d'un doigt souffre comme dix, celle du genou souffre comme cent.

La douleur, cette force que la nature emploie pour obtenir le repos alors indispensable, ne pouvait se borner comme au bras, à avertir qu'il était nécessaire. Elle devait l'imposer à tout prix, voire même par la contrainte par corps : Elle devait saisir le sujet, le coucher, le terrasser pour l'immobiliser. A ce *summum*, dans cette violence, elle était plus exposée à perdre l'équilibre, à dépasser le but, à faire autant de mal que de bien. C'est ce qu'elle fait ici, elle soulève des symptômes trop forts.

Car si l'organisme est *compos sui,* bien doué, au lieu de l'arthrite excessive, il s'établira l'arthrite modérée, qui, elle, ne nous étonnera que par sa durée. Mais la clef de cette durée nous est donnée par l'intuition des travaux minutieux et merveilleux qui s'accomplissent alors dans la boîte articulaire : l'enlèvement de la pièce de cartilage abîmée et l'ajustage, l'enchassement d'une nouvelle pièce, blanche et polie comme une perle, bien adaptée de partout, sans saillie, ni relief et *vivante* ; — la reprise de la dentelle synoviale et quelquefois une partie tissée à neuf ; — Et des ligaments, des fibres exceptionnels faits à nouveau.

C'est là, si je ne m'illusionne, le génie du mal, tel qu'il m'est apparu au chevet de ces grands malades : Une articulation qui a *horreur d'être ouverte,* et qui s'exalte, qui entre en fureur, en irritation (*ira, irritatio*), en feu, en phlogose (*phlogôsis, phlegô,* je brûle), pour une petite plaie pénétrante ; — la plus étendue de toutes les articulations et souffrant comme mille quand les autres souffrent comme dix ou comme cent ; — celle dont le service n'est presque jamais suspendu et que la nature a le plus de peine à immobiliser ; — celle où le repos est le plus nécessaire pour sa réparation ; — et la douleur, qui doit commander cette immobilité, soulevée avec emportement, sévissant avec exagération et causant des perturbations excessives.

RÉPARATION

DES ARTICULATIONS

Maintenant j'aurais voulu dire comment se réparent les articulations ; mais la lecture du savant ouvrage que mon ami Demarquay vient de faire paraître sur les *Régénérations des tissus* m'a tout déconcérté. En effet bien au-delà de la difficulté de réparation que j'avais entrevue et sur laquelle j'ai tant insisté, les physiologistes ont constaté dans leurs expériences *que les articulations ne se régénérent pas !*

Mais si la physiologie expérimentale a découvert cette curiosité que les tissus articulaires ne se régénèrent pas, à l'état identique, conformément à leur organisation primitive ; de son côté la médecine traditionnelle a enregistré cette observation, que les articulations se réparent néanmoins. Que ce soit par un alliage, par de la soudure, par du tissu mixte, fibro-plastique ou autre, la possibilité d'une certaine réparation n'en subsiste pas moins, et ce fait, à nous conservateurs, nous suffit.

Notre observation n° 10 est une preuve éclatante de ces réparations articulaires :

Dans une plaie du genou, à ciel ouvert, large, béante, à travers la rotule coupée en deux, un des fragments restant obstinément tourné la face articulaire en dehors, j'ai vu : — la synovie et la lymphe plastique couler en abondance ; — puis s'épaissir, — former une croûte ; — et sous cette croûte graduellement s'organiser un tissu fibro-plastique, parfaitement obturateur et dur, et tenace, et vivant, et bien relié, bien soudé de partout. — J'ai constaté là une réparation complète, dépassant mon attente, sans ankylose, sans gêne aucune des mouvements.

On trouve tout dans cette observation : la reprise de la capsule ouverte et du tendon rotulien divisé aussi ; — le cal de la rotule réalisé ; — Et même la formation d'une surface glissante, c'est-à-dire d'une pièce de cartilage et d'un lambeau de membrane synoviale à neuf !

Le 1er temps de la réparation, la désagrégation de tout ce qui a été désorganisé, a lieu quelquefois en grand, par la suppuration. Ce mode d'élimination n'est pas le meilleur, les amas de détritus et de pus ont beaucoup de peine à se loger dans les boîtes articulaires et y déterminent une tension perturbatrice. Ils exposent à des résorptions laborieuses qui peuvent devenir infectieuses, et pour être rejetées à l'extérieur il faut une trouée violente par usure des lames fibreuses ou par le bistouri.

Toutefois les arthrites ont des destins si étonnants qu'il ne faut pas absolument désespérer : nos observations nos 18 et 19 démontrent que malgré une suppuration abondante et prolongée, et une ouverture permanente pendant 15 et 20 jours, au genou même, la guérison peut s'effectuer, avec la conservation la plus libre des mouvements.

Mais c'est à huis clos que se passent ordinairement les phénomènes de ces réparations, et ce n'est que par intuition, avec l'œil médical, qu'il faut les suivre et les deviner ! En considérant les arthrites traumatiques j'ai été frappé de ces deux phénomènes : *Le gonflement et sa disparition.* Le gonflement est produit par de la sérosité versée dans la capsule synoviale et autour, dans les loges du tissu cellulaire ambiant. La disparition de ce gonflement résulte de l'absorption de cette sérosité ou de cette lymphe. Il y a donc dans ces arthrites exhalation et absorption.

La lymphe exhalée peut dissoudre les molécules détériorées ou s'en charger ; et par absorption ces molécules peuvent rentrer dans le torrent circulatoire.

Semblablement la lymphe qui est versée dans la grande cavité et dans les petites cellules innombrables du tissu cellulaire péri-articulaire peut apporter certaines molécules de reconstruction. — Cette lymphe est donc le véhicule de molécules emportées et de molécules apportées, les unes désassimilatrices, les autres assimilatrices. Elle constitue un mucilage vivant ou demi-vivant, ou tout au moins un milieu qui favorise les phénomènes de la vie, l'échange de molécules pompées et d'autres amenées et déposées à frais.

Ce gonflement à l'état chaud et permanent pendant longtemps permet un mouvement de déblai, d'enlèvement des parties dégradées et d'apport des nouveaux matériaux avec une grande activité et une grande continuité. Il y a un va et vient incessant d'une paroi à l'autre, d'une cellule à l'autre, un échange continuel de particules en dissolution ou en suspension ; l'enlèvement d'une boue impropre, le dépôt sur les cartilages et autour des tissus fibreux d'un Limon qui les nourrit et les répare. C'est ce qui me fait dire que cette sérosité, ce mucilage qui imbibe l'articulation de partout ; qui la transforme en éponge, est un milieu vivant, ou pour favoriser les phénomènes de la vie : le rejet de quelque chose d'impropre, la prise de quelque chose qui convient.

Ce gonflement, cet épanchement *intra et péri-articulaire*, qui est quelquefois si considérable et si prolongé a donc un but physiologique : *celui de fournir un véhicule aux matériaux à exporter et à importer.* — Il s'en va bien quelque chose, il arrive bien quelque chose par la continuité des vaisseaux, mais ils sont si longs, si ténus, si rares, si indirects que j'ai lieu de penser que le transport s'exécute plutôt par l'absorption et l'exhalation, par endosmose et exosmose que par une véritable circulation.

La dureté des tissus, l'état serré des filtres expliquent la longueur et la difficulté de ces réparations, tant les molécules doivent être fines et tamisées.

Non seulement l'afflux de la sérosité doit avoir lieu pour favoriser l'échange des molécules, mais aussi pour ramollir l'articulation, raréfier son tissu. — Chez les animaux, chez les jeunes sujets qui ont les articulations tendres, très humides, les réparations sont infiniment plus faciles. A travers cette sève, ces glaires presque vivantes qui abreuvent les jeunes articulations, le charriage des particules est beaucoup plus aisé. Ce gonflement constitue une atmosphère humide, séreuse, glaireuse qui ramollit, qui rajeunit l'articulation et favorise la réparation.

La réparation des articulations se fait d'abord avec excès : de même que le plâtrier, pour réparer les fentes et les dégradations d'un plafond et le niveler, gache plus de plâtre qu'il ne lui en faudra en réalité; de même que l'orfèvre met entre les lamelles qu'il veut réunir plus d'émail et de soudure qu'il n'en laissera en parachevant : ainsi l'artisan divin gache de la lymphe à profusion et dépose du tissu fibro-plastique avec exubérance. La réunion des capsules fibreuses s'opère par des sutures ou des reprises avec des raphées ou des mailles saillantes ; — celle des ligaments par des renflements ou des nodosités, comme pour les tendons ; — celle des cartilages et des tubérosités par des espèces de calus, avec des bosselures. — Tous ces reliefs, toutes ces irrégularités, sur des poulies, dans des rouages aussi exacts, aussi glissants, aussi roulants que doivent l'être des articulations, ont besoin d'être limés.

Il faut à la nature des opérations aussi minutieuses que celles de l'ajusteur, du polisseur, du bijoutier pour lisser et enchasser et ressouder les pièces nouvelles, et les organiser et les rendre vivantes. Tant qu'il y aura un ressaut, une saillie, une inégalité la réparation ne sera pas complète ; quelques mouvements seront bien permis, mais la liberté entière ne sera pas récupérée. De là la lenteur de la guérison, de là des rechutes incessantes avec ces deux phénomènes fondamentaux : la douleur pour arrêter les mouvements, le gonflement pour prêter un véhicule aux particules à enlever et à celles à remettre.

Cette interprétation du gonflement, qui m'est venue spontanément, n'est pas en opposition avec les données de la science, résumées par mon ancien camarade le professeur Richet, qui range : « les cartilages parmi les « corps *parasites organiques, mais non organisés,* « vivant par leur face adhérente aux dépens de l'os et « par leur face libre aux dépens *des liquides synoviaux* « qui les humectent. »

Si les liquides synoviaux les nourrissent, ils peuvent les réparer et les tissus fibreux sont dans des conditions analogues : ils vivent particulièrement d'une vie végétative, en prenant et en rejetant leurs éléments dans le mucilage qui les environne et les baigne.

J'admets volontiers avec MM. Ollier, Demarquay et les expérimentateurs que les tissus de réparation articulaire ne sont plus du tendon pur, du cartilage pur, de la synoviale primitive ; je crois que c'est plutôt du tissu fibro-plastique. Mais cette découverte n'infirme pas notre chirurgie conservatrice. Qu'importe le moyen, la substance, pourvu que la réparation soit possible, solide et viable. Combien dans nos usages journaliers d'instruments brisés et ressoudés qui nous servent encore, combien d'articulations abîmées aussi et qui reliées, replatrées et repolies nous rendent également de bons services.

TRAITEMENT.

—————

Suivant les précautions que nous avons énoncées au diagnostic, on se contentera de reconnaître la blessure à sa situation, à sa direction, à la force qui l'aura produite, à son aspect et à l'écoulement de la synovie, s'il s'en écoule. Mais on ne cherchera pas à provoquer la sortie de cette humeur par des mouvements exagérés, on n'introduira pas le doigt dans la plaie, on ne sondera ni avec un stylet ni avec un instrument quelconque. Il n'est pas nécessaire de s'assurer, de savoir positivement si la plaie est pénétrante ou non. Tout le danger sera dans l'arthrite et il faut bien se garder de faire quoi que ce soit, la moindre fausse manœuvre qui puisse la provoquer.

Lorsqu'il s'agira d'une plaie pénétrante essentielle étroite ou de moyennes dimensions, de deux à six centimètres, au lieu d'élection, à la partie antérieure du genou, et qu'on sera appelé à temps, on fera un pansement simple, très simple : un petit linge sec, ou imbibé de la synovie qui se présente, ou rendu onctueux par une pommade douce, sur le trou, par-dessus une compresse en quatre et une bande roulée mollement. On recommandera le repos couché ou assis et la position demi-fléchie. On préviendra le blessé et la famille des dangers de l'accident ; ce sera une occasion de plus pour insister sur la nécessité du repos et on se préparera aux éventualités qui pourront survenir. — S'il s'agit d'une plaie très large, comme à l'épaule par un coup de hache, autant pour combattre l'écartement des chairs que pour faire cesser l'introduction de l'air, on rapprochera par quelques points de suture, espacés de manière à permettre la sortie de la synovie sécrétée en excès ou du pus qui pourrait s'y développer. — Si c'est une petite articulation, du poignet, de la main, des doigts, on rapprochera, toujours modérément, à moins qu'il n'y ait complication d'une hémorragie qui nécessite une compression. — Au reste nos observations initieront aux petits détails.

Mais parce qu'il s'agit d'une plaie extraordinaire, on ne perdra pas la tête, on ne visera pas à un pansement extraordinaire. Sous prétexte d'une ouverture dangereuse on ne fera pas de force une fermeture hermétique, non moins dangereuse. Sous l'épouvantail de la pénétration de l'air on ne s'ingéniera pas à lui barrer le passage à tout prix. Nous avons dit ce qu'il fallait rabattre de cette théorie : l'air ne pénètre pas, ou peu, dans l'articulation du genou communément ouverte, et au repos. Les bords de la boutonnière, pressés par la pesanteur atmosphérique, s'appliquent sur les condyles et l'air ne s'insinue dans la profondeur que par aspiration, en faisant le soufflet, dans ces mouvements exagérés d'exploration que nous avons interdits. — Quant à la fermeture réelle, efficace de l'article, la nature prend souci de l'opérer elle-même : elle fait couler de l'intérieur à l'extérieur la synovie qui bouche comme les graisses, comme les mucus. Bientôt cette synovie s'épaissit et se concrète ; elle forme d'abord une glaire qui, comme la glaire qui pend du col de l'uterus, constitue un bouchon mou. Cette espèce de morve, qu'il faut bien se garder d'enlever du trou, se durcit et se transforme en une cuirasse qui protège la plaie.

Ne vous préoccupez donc pas tant de la pénétration de l'air et pour ruiner cette théorie qui vous égare et vous conduit à des pansements intempestifs, permettez-moi de vous renvoyer à nos grandes plaies de l'épaule et du poignet : Quoi ! l'air pourrait entrer librement au fin fond de ces articulations, et y causer à peine d'accidents, et au genou, où c'est un problème s'il en pénètre quelques bulles, ce même air aurait le funeste don de causer l'arthrite excessive ?... Représentez-vous les 52 incisions du genou (pour corps étrangers) relevées par M. Baumers et sur lesquelles il a compté 20 morts et 32 survivants plus ou moins en danger ou estropiés ! Ici les incisions pratiquées par les opérateurs les plus habiles ont bien été aussitôt refermées exactement et les accidents n'ont pas été conjurés pour cela ! — Considérez d'autre part ces blessures abandonnées à elles-mêmes chez les paysans qui ne les ferment pas, qui les laissent fluer : elles n'en sont pas plus graves, loin de là ! D'ailleurs, si l'air doit entrer dans l'article, il y est déjà, avant notre intervention, qui n'a lieu que quelques heures, quelques jours après, alors que le blessé a fait assez de mouvements pour l'y attirer, et c'est fermer une porte après que l'ennemi a pu pénétrer dans la place.

Les partisans de cette occlusion, pour mieux l'assurer, croient devoir y ajouter une certaine *compression* ; c'est une faute : le gonflement étant un symptôme physiologique, nécessaire (nous l'avons démontré) et qui ne manquera pas de se produire. Il importe donc de lui ménager une place sous notre bandage, et lorsqu'il se sera effectué, de bien se garder de le gêner, de comprimer dessus.

De son côté la synovie, sécrétée alors avec excès, tend quelquefois à sortir pendant plusieurs jours ; il convient de ne pas lui boucher le passage. L'articulation blessée pleure comme l'œil irrité ; laissez couler ses larmes ! si vous retenez ce fluide, vous créez un épanchement, vous causez une tension. Si un certain degré de suppuration survient vous renfermez le pus, comme le loup dans la bergerie, comme un mauvais ferment et une collection nuisible à tous égards. Le bouchon mou, l'opercule de la glaire synoviale, facile à sauter, *est une soupape de sûreté* que la nature lève à volonté suivant ses besoins. Les lèvres de la plaie doivent être libres de s'ouvrir comme les paupières, pour laisser sortir le pus dans l'ophthalmie purulente, ou bien il faudra ouvrir une autre porte.

Donc une petite pièce de pansement simple ; — pas de charpie qui, suivant Boyer et Richerand, pourrait entrer dedans ; — pas de topiques irritants ; — pas davantage de coagulants énergiques ; pas de cautérisation à l'acide nitrique, comme le voulait Schrager, ni au fer rouge, — pas même au perchlorure de fer : — de l'eau simple, pour laver autour, sans décoller, sans arracher la glaire synoviale spontanée. — Pas de bandelettes de diachylon, faisant le tour de l'articulation ; — pas de bandage serré ; pas de suture, à moins que dans de très-grandes incisions, et plutôt alors pour rétrécir la plaie que pour fermer hermétiquement. — Si c'est au membre supérieur que soit la blessure, on condamnera ses mouvements, en mettant le bras en écharpe. Si c'est au membre inférieur, on le déposera *précieusement* sur un coussin, demi-fléchi, suivant les instincts, les commodités du blessé. — Et le médecin, lui, restera sur le qui vive, dans l'attente des accidents qui pourront survenir !

ARTHRITE EXCESSIVE.

Si c'est l'arthrite excessive qui se présente, on la combattra comme maladie locale et comme maladie générale.

Localement, on aura d'abord recours aux sangsues. On les appliquera de manière à ménager la peau, en évitant les parties meurtries, les endroits où elle est mince, les saillies sur lesquelles elle est tendue, pour ne pas exposer cette précieuse enveloppe à des eschares. On ne les mettra pas non plus en grand nombre pour ne pas avoir trop de piqûres et d'ecchymoses autour.

Mais si l'inflammation est trop active et les réactions générales fortes, on se hâte de pratiquer une large saignée de 5 à 700 grammes. Puis, suivant les symptômes et la solidité du sujet, on pourra revenir aux sangsues, de dix à douze; on les fera saigner longtemps et abondamment, dans les fortes proportions d'un à trois litres, pour la totalité de ces évacuations, qui constituent *le meilleur moyen au début.*

Dans cette détermination on s'appuiera sur la pratique

du plus grand nombre des chirurgiens, et sur les faits : par exemple sur celui que nous rapportons d'un soldat qui eut une hémorrhagie de trois litres et dont l'arthrite du genou fut conjurée, très-atténuée par cet accident ; — sur nos nombreuses ouvertures de l'articulation du poignet à notre manufacture de glaces, qui ont été toutes compliquées d'hémorrhagies artérielles effrayantes et qui ne sont jamais arrivées à l'arthrite dangereuse, ni à l'ankylose, — et sur cette remarque que nous avons faite que chez les gens de la campagne, à la nourriture frugale, au sang plus doux, plus aqueux, beaucoup moins animalisé que chez les habitants des villes, les plaies pénétrantes, si fréquentes parmi eux, sont infiniment moins graves.

On redoutera d'autant moins les évacuations sanguines qu'il n'y a pas ici à appréhender la faiblesse qu'elles pourraient laisser, la convalescence qu'elles pourraient prolonger puisque ces arthrites sont des affections à très-long cours. Cette autre considération pourra nous décider, qu'elles préparent l'état de relâchement, l'état muqueux, glaireux que nous avons démontré être le plus favorable aux réparations articulaires, état de ramollissement que la nature cherche à amener par tous les troubles spoliatifs, fièvre, inappétence indéfinie, sueurs, diarrhée, déperdition, émaciation de tout le corps.

Enfin contre la céphalalgie, le délire, l'agitation, la fièvre cérébrale, les malaises de toute espèce qui assiègent ces pauvres blessés, surpris pour la plupart dans la plénitude de leurs éléments, la saignée, il faut avoir le courage de le proclamer encore, malgré les temps que nous traversons, est le moyen le plus efficace à opposer à ces troubles généraux qui amèneront certainement la mort si nous ne parvenons à les modérer.

En même temps on cherchera à calmer la douleur: la douleur locale par les cataplasmes émollients, chauds, humides et rendus sédatifs par toutes les gouttes opiacées, tous les liniments, tous les baumes les plus tranquillisants. — Pour la douleur générale ou retentissant sur l'état général, on invoquera les ressources de la médication calmante la mieux entendue ; sans dépasser la quotité de calme départie aux opiacés, par exemple, qu'il ne faut pas porter à trop hautes doses, qui égarent alors facilement ; sans prétendre étouffer la douleur qui est un symptôme fondamental et de durée.

On n'oubliera pas que les plaies pénétrantes soulèvent souvent une maladie aigue, des plus compliquées, des plus graves et qui demande les ressources de la thérapeutique la plus habile et la mieux dirigée. C'est ce qui m'a fait dire qu'à ce degré, l'arthrite traumatique est plus du ressort de la médecine que de la chirurgie. Il faut comprendre les symptômes qui surgissent alors, ne pas prétendre les enrayer, mais savoir marcher avec eux.

Pour moi, puisque je dois donner ma manière de faire, je commence par une application de sangsues. Si les symptômes montent, je pratique une saignée et je reviens aux sangsues, s'il y a lieu. — Je cherche à calmer, localement et généralement, en surveillant l'action de l'opium qui alors enivre et trouble très facilement. — Je tente une dérivation sur le canal intestinal par le kermès, par les purgatifs salins, et par ma poudre tempérante à la scille, au calomel et à la scamonée. Ces dérivatifs sont administrés le matin et dans la journée ; le soir, je donne une potion calmante ou des pilules de quinine, d'assa-fœtida, de camphre, d'opium, de digitale et de musc. — Suivant la violence et le genre des crises, j'ai recours aux moyens les plus actifs et les plus recommandés dans ces cruels moments.

C'est un grand pas de fait, lorsque le malade ne succombe pas les 5 ou 10 premiers jours. Alors l'arthrite s'établit et parcourt ses phases, avec plus ou moins de violence, on l'observe, on la suit et on cherche à la modérer, à la régulariser autant que possible.

L'irrigation est souvent employée dans ces occasions, mais l'irrigation retarde l'inflammation et ne l'empêche pas. Elle n'est bien applicable qu'aux extrémités ; au genou, elle expose au refroidissement un membre trop considérable et le tronc lui-même que l'eau gagne et mouille quoi qu'on fasse. Elle ne peut être employée que temporairement, alors que la réparation n'est pas effectuée. Elle détermine un malaise extrême, par exemple celui du froid aux pieds indéfiniment prolongé, elle jette dans des accidents proches du tétanos; ou lorsque la réaction surmonte, elle provoque des saignements de nez, des crachements de sang, la rougeur du visage et des yeux, l'insomnie, le délire, la fièvre cérébrale ou la pneumonie.

Dernièrement encore, Janvier 1874, à notre hôpital, mon collègue avait soumis un blessé du genou à l'irrigation. Elle était très bien disposée, de manière à mouiller le tronc le moins possible. C'était dans une salle commune, je m'occupais de ce travail, et malgré moi j'allais tous les jours à ce blessé : son faciès était pâle et anxieux, son pouls concentré et fréquent; cet homme était dans un grand malaise, il délirait et ne dormait pas, malgré les opiacés à hautes doses; il avalait à peine, il avait les mâchoires serrées, et il semblait marcher vers le tétanos. — Enfin, au bout de dix jours, et sur ma demande, l'irrigation fut supprimée : il en résulta out de suite un sentiment de bien-être, une réaction favorable. — Mais toute la cuisse était en voie de phlegmon, elle devint grosse comme le corps et fournit des flots de pus, qui se firent jour vers le jarret ; cependant l'écoulement était incomplet, il y avait stagnation sous la peau et dans les gaînes musculaires, et cet homme succomba au milieu de ce mauvais état général et de cet état local effrayant.

Les vésicatoires, dès le début, simultanément avec les antiphlogistiques, soit de larges vésicatoires d'un côté et de l'autre des sangsues, des cataplasmes ou des frictions mercurielles, ont été généralement admis dans le traitement de l'arthrite traumatique, sous le patronage de MM. Fleury, père et fils, de Clermont. Je les ai longtemps employés classiquement, sans discussion, mais, je dois à la vérité de déclarer, malgré tout mon respect et mon affection pour ces excellents maîtres, que je n'en ai pas retiré de grands avantages, ni moi, ni leurs élèves que j'ai eu occasion d'interroger. Ils ne peuvent arrêter l'inflammation, ni tarir l'épanchement intra-articulaire, ni réduire le gonflement périarticulaire qui sont des états physiologiques liés à la réparation ; et ils ont l'inconvénient d'ajouter au supplice des douleurs et des difficultés à se mouvoir dans le lit.

L'onguent napolitain, comme dissolvant des humeurs et relaxant des mailles de la peau et des tissus sous jacents est un moyen assez actif, mais qui ne peut être employé que quelques jours, avec surveillance, sous peine de salivation très pénible.

Les purgatifs, majeurs d'abord, puis minoratifs répétés, constituent des dérivatifs, des atténuants précieux. Ils diminuent l'afflux des humeurs vers les articulations et vers les phlegmons voisins. Ils aident à la fonte générale du corps qui doit s'exécuter alors. Ils désencombrent, ils entraînent les détritus de l'édifice qui

tombentet s'accumulent de toutes parts. Les malades
les redoutent et les repoussent parce qu'ils les obligent
à des soulèvements toujours douloureux pour eux, mais
ils leur sont salutaires, et il ne faut pas leur en faire
grâce.

Les boissons doivent être abondantes, en raison de
l'évaporation par la fièvre et des lavages à faire, de
l'humidité à apporter au siège du mal et partout. Elles
seront tièdes et tempérantes les 1ers jours, puis toni-
ques et amères. Le quinquina, simple ou tartarisé,
c'est-à-dire laxatif, trouvera souvent son application :
(5 à 10 grammes de crême de tartre bien soluble, dans
un demi litre de décoction).

Il n'y a pas à alimenter fortement un malade qui est
en inappétence complète, à bourrer un corps, qui alors
doit se dégarnir et se fondre comme le membre qui lui
est lié et dont il partage l'existence morbide. Mais on
tâchera de lui faire arriver toujours quelque chose de
frais : de l'eau nouvelle, des mucilages nouveaux, des
molécules neuves ; des bouillons, des soupes, de l'eau
rougie et quelques bouchées bien choisies.

Il ne suffit pas de tâter le pouls à ces malades, de leur
faire tirer la langue et de regarder leur articulation
gonflée ; il importe de vérifier leur lit, leur siége, l'anus,
le pli des aines. La douleur les immobilisant, en 15 ou
25 jours, ils sont surpris d'eschares au sacrum ; leurs
bourses rougissent et se dépouillent. On doit quand
même les tourner sur le côté ou sur le ventre, les laver
avec de l'eau tiède ou alcoolisée ou du vin aromatique,
et renouveler cette toilette tous les deux ou trois jours,
suivant les dommages.— Soyons prévoyants, mesurons
l'étendue, la durée de cette maladie, et sachons bien
conserver leur peau, qui n'enveloppera pendant longtemps qu'un squelette anguleux.

Enfin, on surveillera les suppurations qui se forment alors, on suivra avec soin l'épanchement dans l'article et les phlegmons voisins. Tant que l'épanchement sera moyen et qu'on aura lieu de supposer qu'il n'est que séreux, on le respectera. Mais lorsqu'il sera exagéré, chaud, traversé par des douleurs pulsatives, environné de veines saillantes, avec exacerbations de fièvre, on pourra penser que cet épanchement est purulent et on devra ouvrir l'article même. On fera l'ouverture obliquement, étroite d'abord, en l'agrandissant d'un à trois centimères, si on tombe sur du pus, et alors on en favorisera la sortie pendant plusieurs jours. — Dans ces cas, tantôt l'ankylose s'en suivra, tantôt on aura le bonheur d'y échapper.

Pour les phlegmons on les ouvrira à une ou plusieurs reprises aussitôt qu'ils seront transformés en pus. On préviendra les grandes accumulations sous la peau ou dans les cornets aponévrotiques des muscles; ces grandes collections infectant l'économie et désorganisant les régions qu'elles distendent.

ARTHRITE MODÉRÉE

L'arthrite modérée demande particulièrement le repos. — Les résolutifs, — et l'expectation.

Lorsqu'elle existe à l'état subaigu, avec des douleurs assez fortes, de l'insomnie, de la fièvre, de la chaleur et du gonflement, les émissions sanguines sont encore indiquées. A ce degré, on se trouve très bien des applications de sangsues réitérées, l'expérience les sanctionne et la théorie permet de supposer qu'elles déterminent un courant local qui entraîne beaucoup de molécules à enlever, et qu'elles préparent un ramollissement qui favorise la réparation des dommages apportés par les plaies, les déchirures et les contusions intérieures, et ceux aussi qui résultent de l'inflammation elle-même.

Le *repos* est le pivot de tout le traitement. Il convient à toutes les périodes, à toutes les rechutes, du commencement à la fin. La douleur est son régulateur; il est nécessaire tant qu'elle persiste, toutes les fois qu'elle revient. A la rigueur il pourrait suffire seul. Ce n'est pas lui qui fait, mais c'est lui qui laisse faire, qui permet aux phénomènes vitaux de s'accomplir, à cette réparation si difficile de s'effectuer.

Il est d'autant plus indispensable que la lésion est plus considérable et la réaction plus vive. Il n'y a pas à bouger, dans l'arthrite excessive, mais il y a des accommodements avec l'arthrite modérée et nous ne devons pas exagérer nos ordonnances : C'est du repos pour le membre supérieur que de le porter en écharpe, c'est du repos que de rester au lit, que de garder la chambre, que de faire quelques pas avec des béquilles, que de resteindre les mouvements. Quelques légers mouvements sont même nécessaires pour entretenir la sécrétion de la synovie, décoller les surfaces, les empêcher de s'agglutiner et prévenir les ankyloses. Il ne faut donc pas viser à cette immobilité absolue que formulent certains chirurgiens, qui alors emprisonnent les membres dans des bandages inflexibles. Les appareils à la mode, silicatés, amidonnés, inamovibles de toute espèce, constituent des cuirasses, des carcans, qui fatiguent, qui gênent, qui atrophient les membres, et qui ne permettent pas la surveillance indispensable. C'est gratuitement que vous tyrannisez ces pauvres blessés, que vous les enfermez dans le *carcere duro* de ces murailles de carton : ce n'est pas la haute dose de repos à donner tout d'un coup, ce n'est pas l'*inflexibilité millimétrique* à imposer pendant quelques jours qui guérit. C'est de mettre le membre dans les meilleures conditions de *far niente*, de vie végétative, de moiteur, de douce température, de circulation facilitée pour se défaire et se refaire. Ce ne sont pas nos baumes ni nos bandages qui réparent, c'est ici plus qu'ailleurs la nature respectée, comprise et aidée.

Ces étuis, ces bottes, ces bracelets sont d'autant plus intempestifs, qu'il y a blessure, écoulement de sang, de sérosité ou de pus. Ils rendent les pansements impossibles, la surveillance de la peau et des abcès incomplète. On est, un triste jour, étonné, en les entrouvrant trop tard, de découvrir des eschares, des phlegmons, des abcès qu'on ne soupçonnait pas. — Témoins ces accidents constatés dans les hôpitaux mêmes de Paris, et que nous rapportons dans nos Observations 22e et 23e.

Le repos consiste à placer le membre inférieur sur des coussins bien disposés ; — à les battre, à les secouer, à leur rendre leur élasticité, comme à un bon lit ; — à les couvrir de linges blancs, propres et secs ; — à donner à ce membre la meilleure direction anatomique, en tenant compte des réclamations du patient ; — à caller, à baisser, à lever, à ramener de ci, de là ; — à varier les attitudes ; — à ne pas laisser peser continuellement sur les mêmes points, sur les mêmes surfaces ; — à faciliter la circulation, à entretenir la chaleur, la vie ; — à entourer d'enveloppes suffisamment protectrices. — Loin d'immobiliser complétement, on cherchera à s'assurer de temps en temps du jeu de la charnière ; — si l'ankylose est inévitable, on s'y préparera en donnant la dernière direction, la moins gênante et la plus serviable, par exemple, fléchie au coude, presque droite pour le genou.

Et tous les jours, avec un culte infatigable, on soignera, on apprendra aux parents à soigner le membre enfiévré, souffrant, suppurant, puis amaigri et atrophié. On le lavera, on le fomentera, on le frottera, on le raclera pour le débarrasser des écailles, des enduits poisseux qui l'encrassent. On le graisse avec de l'huile, comme un cuir desséché, on le ranime avec du vin aromatique ou des spiritueux. On le flatte, on le magnétise, on y attire la circulation, la vitalité jusqu'à ce qu'il puisse marcher de pair, à l'unisson avec le reste du corps ; jusqu'à ce qu'il reçoive sa part du sang du même coup de systole, à travers des vaisseaux et des capillaires bien rétablis, et son influx nerveux par des cordons assez bien réparés eux-mêmes.

Les *résolutifs* comprennent tout ce qui peut atténuer l'inflammation et résoudre les engorgements, les *épaisissements* qu'elle suscite elle-même, et à la fois la détourner, la révulser de la profondeur à la surface.

En première ligne se présentent les vulgaires cataplasmes, qui agissent par leur douce chaleur et leur humidité, par la souplesse, la mollesse et le relâchement qu'ils procurent. Combien de fois les malheureux tourmentés d'arthrites ne les redemanderont-ils pas ! s'ils ne guérissent pas, ils soulagent, ils consolent, rien que par eux-mêmes: et ils peuvent être chargés de substances médicamenteuses actives et variées.

A côté des cataplasmes, n'oublions pas baumes calmants, résolutifs de tant d'espèces !

Les vésicatoires, dont on a exagéré les avantages à l'état aigu, sont encore largement repris à l'état mitigé ou chronique. Je rencontre dans mes consultations des sujets qui en ont eu cinq, douze et jusqu'à dix-neuf, dans le cours de leur arthrite : N'y a t-il pas un peu d'engouement à leur égard.

Comme succédanés aux vésicatoires, on emploie aussi les badigeons a la teinture d'iode, réitérés, les frictions à l'huile de croton, les emplâtres de thapsia ; — on va jusqu'à tracer des raies, des sillons aux caustiques chimiques, à l'acide sulfurique, au beurre d'antimoine, ou avec le fer rouge, comme on met le feu aux chevaux.

Evidemment, dans toutes ces tentatives on a en vue la résolution des gonflements et des épanchements ! Mais jusqu'à présent s'en est-on bien rendu compte ? et notre explication *toute nouvelle dans la science,* n'apportera-t-elle pas un frein à cette ardeur ? — Le gonflement étant d'après nous une espèce de bain intérieur où les extrémités articulaires rejettent leurs molécules désagrégées et d'où elles absorbent celles à s'assimiler, ne doit-on pas le respecter, au moins pendant un certain temps ?

Enfin on a recours dans ces arthrites, surtout à la période de déclin et de chronicité, aux fumigations, aux bains de vapeurs locaux, aux bains généraux et aux douches si variées ; à domicile, dans des établissements spéciaux et de préférence aux différentes stations thermales. Ces moyens sont très recommandables, nullement violents, souvent efficaces et au moins Expectants.

L'*expectation* consiste à surveiller la marche des symptômes, à les régulariser, à les ralentir ou à les activer. On s'évertuera à atténuer l'inflammation, à combattre les réactions trop vives, à calmer la douleur. On suspendra la vie de relation dans le membre lésé pour y faire prédominer la vie végétative, c'est-à-dire qu'on arrêtera les mouvements, pour y faciliter la circulation élémentaire, l'élimination de tout ce qui'est devenu impropre à une bonne organisation, la résorption de tout ce qui peut être pris pour refaire à nouveau.

On retournera souvent à ces tableaux que nous avons exposés à chacun de nos chapitres :—la structure merveilleuse des articulations ; — les tissus admirables, exceptionnels, qui les composent ; — leur splendeur, leur élasticité, leur résistance et leur onctuosité ; — la peine que la nature a à les fabriquer ; — leur genre de vie indirecte, latente, en dehors de la circulation artérielle et veineuse ; leur isolement au milieu des tissus à sang rouge ; — leur nutrition se faisant en grande partie par la synovie répandue autour, par les humidités, les liquides qui les baignent, par une sorte d'arrosage ; leurs réparations s'exécutant par ces liquides synoviaux, versés alors en plus grande quantité ; — leurs gonflements, leurs épanchements constituant des milieux, des ateliers de reconstruction ; les reconstructions prodigieusement lentes ; demandant la suspension ou la restriction des mouvements ; — à la voix de la douleur, conseillère et directrice du repos à observer.

Lorsqu'on aura contemplé longtemps l'organisation des articulations et qu'on aura pénétré leur genre de vie, on ne sera plus surpris de la difficulté de leurs réparations ; et avec cette conviction, cette assurance que donnent l'étude, la physiologie et l'observation, c'est-à-dire la science véritable, le médecin dominera la situation, et quand il sera discuté, le professeur consultant, plus autorisé, saura faire accepter de ces blessés, de leurs familles et du monde, sans médicamenter toujours et sans cesse, ces mois, ces années de douleur et d'impotence, les lenteurs de ces réparations que Dieu même a voulues.

PLAIES PÉNÉTRANTES

ARTICULAIRES COMPLIQUÉES.

Les plaies pénétrantes compliquées participent des dangers des plaies des parties molles et des plaies des parties dures. Si elles sont considérables elles rentrent dans les catégories des plaies graves qui compromettent le membre où l'existence du sujet et qui ont de tous temps préoccupé les chirurgiens. Si une plaie de ce genre est taillée à bords tranchants, comme par un coup de hache, de sabre ou une glace, etc., on rapproche de manière à mettre les os avec les os, les tendons avec les tendons et la peau avec elle-même et on maintient par un bandage modérément serré. Cependant s'il y a hémorrhagie, on est bien obligé de comprimer mais temporairement, d'un à 4 jours, jusqu'à ce que le caillot obturateur soit formé. — Ainsi l'articulation radio-carpienne est ouverte et l'une des deux ou les deux artères radiale et cubitale sont coupées? On peut rapprocher et comprimer par des duéesrg cossasmreep sur les artères et un bandage roulé assez serré. Par le seul fait de ce simple pansement l'hémorrhagie peut être arrêtée ; si elle se renouvelle il faut bien en venir à la ligature artérielle. On relâche l'appareil aussitôt qu'on croit pouvoir le faire et la cicatrisation peut s'opérer *sans ankylose de la jointure.* Ce sont les tendons qui ont le plus de peine à se réunir et à glisser ensuite dans leurs gaines.

La plaie est contuse, produite par une roue, une machine, un écrasement quelconque : le désordre est grand mais la reprise n'est pas impossible ? Il faut rendre sa forme et sa direction au membre ; rapprocher les os fracturés comminutivement ; remettre les tendons et les muscles bout à bout ; étendre précieusement la peau qui reste ; entourer d'un linge onctueux, puis de charpie et de compresses ; maintenir par des longuettes ou une bande lâchement roulée, soutenir par des attelles matelassées, déposer sur des coussins et attendre.

Cette plaie saignera de partout : laissez couler le sang, laissez-le consoler, réchauffer, vivifier les parties compromises ; laissez-le les agglutiner, répandre sa lymphe communicante dans toutes les divisions.—Puis attendez la suppuration, aidez-la, suivez son lavage, son nettoyage spontané de la plaie ; enlevez avec elle les crapules qui affluent de partout, les molécules mortes et putréfiées qui remontent alors comme une écume du fond à la surface ; entraînez-les avec un linge mouillé, avec une éponge ou au jet d'une seringue ; détachez avec des ciseaux, avec des pinces les pièces sphacélées, suivez bien ce triage que la nature opère alors.

Ne négligez pas l'état général, la propreté extérieure et la propreté intérieure ou la dépuration de tout le corps qui est alors sous le coup d'une fermentation et chargé d'impuretés. Surveillez, combattez partout, *intus et extra,* l'infection qui survient plus ou moins. Observez l'hygiène, tous les principes de la bonne médecine,

Donnez à ces plaies compliquées le temps nécessaire, aux fractures, aux désorganisations de tous les tissus, pour s'évoluer ; et vous arriverez à des résultats surprenants, à des conservations inespérées.

Les plaies pénétrantes par les projectiles de la guerre ont des destins divers : les unes sont fatalement mortelles, les autres ont des chances incroyables et guérissent contre toutes les vraisemblances. Ainsi une balle peut traverser une grande articulation et non-seulement ne pas entraîner la mort, mais ne pas laisser d'ankylose. Dans ces plaies perforantes on suit la marche et le traitement de l'arthrite et de l'ostéite. On débute par des pansements simples et on fait face aux éventualités ; à l'inflammation, aux abcès, à la carie, aux fistules osseuses, enfin à la fièvre et à la cachexie traumatiques.

Dans les plaies plus étendues, par un boulet, par un éclat d'obus, il y a écrasement, attrition des chairs, contusion et fractures des os : Dans ces cas la *gangrène viendra nécessairement.* Mais la gangrène est un moyen dont se sert la nature, pour séparer, pour éliminer, pour amputer sur place, lambeau par lambeau, particule par particule tout ce qui est devenu impropre à la vie, à une bonne organisation. Il s'agit pour le médecin de la régler et de la limiter. Il ne faut pas se désespérer devant une gangrène imminente, certaine, et en faire un prétexte pour sacrifier un membre. C'est par centaines, par milliers qu'on compte les blessés qui survivent à des gangrènes même considérables.

AMPUTATION ET CONSERVATION.

La mort qui survient trop souvent après les plaies
pénétrantes articulaires, la maladie formidable qui peut
en résulter et les infirmités qui restent après dans trop
de cas devaient mettre sur la voie de l'*amputation*. Mais
il y a quelque chose qui révolte devant le sacrifice
immédiat d'un membre à peine blessé et chez un sujet
bien portant. Et si l'on attend, lorsque la maladie locale
et la maladie générale arthritiques auront éclaté et seront
en cours, il est trop tard ! Le grand ébranlement de
l'amputation est un danger de plus à apporter au trouble
de l'arthrite excessive, et alors on hésite, on préfère
laisser mourir le malade que de le précipiter. — Lorsqu'il
est à la période de suppuration, imprégné de pus, sous
le coup des infections purulentes ou putrides, les chances
de succès ónt diminué. — Et à la période de cachexie il
y en a bien moins encore : le chirurgien a perdu son ardeur, le malade et les assistants se sont accoutumés à
cette dégradation progressive, à cet épuisement, à ce
marasme, à cette fonte, à cet état gravissime qui, comme
dans les fièvres typhoïdes, est rempli d'inquiétudes
mais dont tout espoir n'est pas banni.

L'amputation d'un membre pour une petite plaie articulaire est-elle raisonnable, est-elle proposable par le médecin et acceptable par le blessé et sa famille ?... Mais nous l'avons longuement exposé : l'arthrite excessive peut ne pas survenir et, surviendrait-elle , elle n'est pas toujours mortelle ; on en revient quelquefois comme des fièvres typhoïdes, comme des pneumonies ou des encéphalites graves. — Les plaies compliquées de moyenne étendue et de moyenne gravité ne sont pas plus dangereuses que les plaies essentielles. — Il ne reste donc que celles qui sont compliquées d'une grande désorganisation qui entraînent la déchéance forcée. — *Donc par elles-mêmes les plaies pénétrantes des articulations, essentiellement parlant, ne commandent pas l'amputation.*

D'autant plus que les amputations pour leur part sont très dangereuses ; les statistiques sont effrayantes : Elles se balancent, même à la guerre, avec les conservations et dans le civil les conservations l'emportent de beaucoup. — Nous verrons plus loin les faits et les chiffres.

Si encore l'amputation abrégeait la guérison définitive ? mais quelquefois il faut beaucoup de temps, des mois, des années aux amputés pour s'accommoder à leur nouvelle conformation ; à porter librement leurs membres artificiels, à reprendre leur travail, c'est-à-dire presque autant de temps qu'à ceux qui ont à attendre une ankylose.

Et quelle différence entre l'homme mutilé et l'ankylosé ! Pour celui-ci l'apparence est moins choquante, le port plus régulier, la disgrâce moins grande. Avec une ankylose le point d'appui est plus solide, l'opposition plus aisée, plus efficace et l'aptitude au travail bien supérieure. Il reste toujours quelque élasticité dans un membre raidi et il se perfectionne sans cesse. Fût–il réduit à l'état de quille, pour le membre inférieur ; une quille vivante, qu'on porte toujours avec soi, qu'on n'a pas besoin de s'attacher par des courroies plus ou moins blessantes ; qui sent, qui suit toutes les tendances, toutes les impulsions du corps, est moins incommode que la plus belle jambe mécanique qu'on puisse composer. Pour le membre supérieur un tronçon de coude, un reste de poignet, un seul doigt pour faire crochet et tentacule, deux doigts pour faire la pince, rendront, avec l'autre membre intact, des services dont on ne se doute pas au premier abord.

Eh puis, on est bien obligé de compter avec le libre arbitre du blessé et de sa famille. L'histoire et la société sont pleines d'exemples de personnes qui n'ont pas voulu absolument se soumettre à l'amputation et qui ne s'en sont pas plus mal trouvées. — Nous allons voir bientôt les observations historiques des maréchaux de France, Faber, de Villars et d'Albuféra, et de bien d'autres dans des rangs moins remarquables !

L'observation ultérieure, par des médecins âgés, d'un grand nombre de blessures dont on avait désespéré et qui ont guéri avec des soins méthodiques ou par les seules ressources de la nature réparatrice ; — et les désavantages immenses des mutilations trop librement pratiquées, par des chirurgiens très habiles sans doute, mais dépourvus de cette expérience personnelle, gagnée à ses dépens et que procure seule la sage vieillesse, ont dû éveiller l'attention de la science. Désormais les conservations ne seront plus exceptionnelles, mais deviendront bel et bien de règle. Elles ne seront plus l'humble partage des petits, des obscurs médecins de campagne et des récalcitrants ou des poltrons. Elles seront proclamées magistralement dans les amphithéâtres, dans les cliniques et dans les classiques. Il sera établi qu'il y a plus de mérite à conduire un blessé à une conservation qu'à lui pratiquer une amputation. Il faudra, suivant notre devise, que l'art le cède à la science, *cedat ars scientiæ*.

L'amputation sera réservée pour les cas gravissimes dans lesquels la peau, cette enveloppe indispensable du corps, sera détruite dans une grande étendue ; où les chairs seront largement et profondément écrasées, et les os brisés en éclats disséminés. Car tant qu'on pourra ménager un morceau de peau susceptible de se distendre à la longue, et qui avec des bandes, des entre-deux cicatriciels, pourra contenir le membre à peu près ; — lors même que des muscles seraient diminués et supprimés ; — pourvu que les principaux fragments des fractures puissent être rapprochés ; quand même la charpente ne serait plus régulière, que les os seraient raccourcis, déformés, on ne se départira pas de la conservation. — En vain l'artère principale serait-elle oblitérée, en vain des cordons nerveux seraient-ils longuement coupés : au bout de quelques mois, de buelques années la sensibilité et la myotilité reviendront ; l'extrémité refroidie, violacée, atrophiée, reprendra de sa chaleur et de sa force. Quelques mouvements pourront être perdus, d'autres gênés, des articulations soudées, mais il subsistera une colonne, un étai, un lévier, un point d'opposition instantanément à la disposition de l'estropié. Et puisque les misères et les dégradations physiques sont inséparables de nos destinées, l'infirmité avec l'ankylose et la déformation sera moins grave que celle avec la suppression du membre et sa suppléance par un membre de bois ou mécanique quelconque.

Pour les plaies considérables il existe une dernière objection, un abyme effrayant devant lequel se troublent

les gens du monde et dont on ne manque pas de faire
entrevoir l'horreur lorsqu'ils hésitent à se résigner à
l'amputation : la *gangrène !* Mais la gangrène traumatique, lorsqu'elle est bien traitée et qu'il reste de la
vitalité à travers les tissus compromis, est souvent
curable !

Nous en avons traité récemment dans un autre mémoire sur la conservation dans les blessures graves
de la continuité des membres.

DES PLAIES DES ARTICULATIONS

A LA GUERRE

Lorsque la guerre de 1870 éclata, je sentais, malgré moi, des larmes rouler dans mes yeux, et je ne pus les retenir aux nouvelles de nos premiers désastres jusqu'à ce que je fus résigné à notre défaite. J'étais ému dans mon patriotisme et dans mon humanité : Je souffrais à la pensée de tant de jeunes hommes qui allaient mourir, qui bientôt mouraient cruellement, et de tant d'autres qui allaient être mutilés. Malgré les idées conservatrices émises par les chirurgiens actuels, je me croyais le plus conservateur d'entre tous, et j'aurais voulu un poste pour exercer en grand ma chirurgie conservatrice. Les circonstances m'en ont empêché, mais j'avais déjà exprimé plusieurs fois ces opinions dans mes travaux et précisément l'année d'avant, fin de 1869, un rapport sur ma pratique conservatrice avait été fait à l'Académie de médecine, par le professeur

Gosselin. Le baron Larrey, chirurgien en chef de l'armée, qui, à l'exemple de son illustre père, a suivi toutes
les campagnes du second empire et qui soutient de sa
grande autorité le parti de la conservation, n'avait pas
manqué à cette occasion de prendre la parole et d'appuyer mes idées. J'avais donc déjà apporté à cette cause,
et à la veille de la guerre, mon tribut scientifique, l'influence que je pouvais avoir; j'avais éveillé à nouveau
l'attention sur ce sujet important.

D'après les renseignements que j'ai pu recueillir, je
suis bien persuadé que des efforts ont été faits dans ce
sens; mais cette part des conservations n'aurait-elle
pas pu être plus grande; à une nouvelle occasion (*dii
avertant*), ne pourrait-on pas l'agrandir encore ? C'est
ce que j'espère, et pour cela il importe de bien diriger
les esprits dans cette voie, de faire comprendre de bonne
heure aux élèves les principes de la chirurgie conservatrice.

Le professeur leur dira qu'à côté du destin cruel qui
a voulu d'horribles blessures, se rencontre la nature
médicatrice qui réalise des réparations surprenantes !
Il leur démontrera qu'une plaie anfractueuse, déchi-
rée, irrégulière, compliquée, se guérit aussi bien, quelquefois mieux que la plaie correcte de l'amputation la
mieux exécutée. Il les accoutumera à la gangrène, la
gangrène physiologique des grandes plaies, qui est
une de leurs phases obligées et qui, lorsqu'elle est bien
soignée, est plus effrayante en apparence que dangereuse en réalité, dans la majorité des cas.

On fera sentir de bonne heure aux jeunes chirurgiens
des armées, à peine sortis des écoles, leur instruction à
peine ébauchée et déjà chargés de la vie et de l'avenir
de leurs camarades, l'importance de leur mission ! On
leur rappellera qu'à côté du mal, des maladies affreuses,

des plaies les plus graves qu'a permis le Très-Haut, il
a créé le médecin, *medicum creavit Altissimus !* Aux
voltairiens, qui ne seront pas pour le langage mystique,
on répétera cette appréciation magnifique de Voltaire
lui-même, que nous avons prise en épigraphe : « Conserver et réparer, c'est refaire , c'est presque égaler la
nature ! »

On leur persuadera que malgré son étymologie (*Cheir-Ergon*, ouvrier de la main) le chirurgien doit être plus
savant qu'artiste, qu'il doit être plutôt un homme *de tête
et de cœur* qu'un homme de main; qu'il doit moins
chercher à briller qu'à être utile. On leur incrustera
dans la mémoire, avec ce ciment romain du latinisme,
l'aphorisme du vrai chirurgien : *Vere chirurgus est vir
bonus pariter et operandi et conservandi peritus.* On
leur répétera sans cesse qu'il y a plus de mérite à prévenir une opération qu'à l'exécuter. Enfin par tous les
moyens, les mouvements des humanités, les arguments
et les découvertes de la science, on éclairera leur esprit
et on élèvera leur âme.

Et ces idées conservatrices on ne les renfermera pas
seulement dans l'enceinte des écoles ; on les divulguera,
on les fera pénétrer dans les conseils de santé et jusque
dans les familles. Au départ pour la guerre, lorsque le
père donnera à son fils le baiser d'adieu, après lui avoir
recommandé de combattre avec honneur et courage, il
l'avertira aussi, en cas d'accident, de savoir se protéger
lui-même et de ne pas se laisser couper un membre à la
légère, pour une blessure souvent plus effrayante en
apparence que grave en réalité. S'il est instruit il lui
racontera comment des hommes énergiques et perspi-
caces, entre autres les trois maréchaux de France que
nous citons, se sont soustraits à l'amputation. Dans la
confusion des rangs, sous l'uniforme militaire, l'enfant

du paysan et de l'ouvrier priera son bon docteur de lui
ménager de ses membres tout ce qu'il pourra lui sauver. Le fils de famille, le lettré, se révèlera par une invocation selon les circonstances et selon sa tournure d'esprit. Il sortira de sa léthargie ou de sa résignation à la mort et à tous les sacrifices, et pourra s'écrier : *carissime doctor, ne fratrem amputes ! non sum anima vilis et Deus et mei parentes tibi prœmia dabunt.*

En effet, combien de parents riches, puisque les riches ne pourront plus s'exempter du service militaire, seraient heureux d'offrir un témoignage de reconnaissance au chirurgien qui aurait conservé à leur fils la moitié de la main, du pied, un bras, une jambe, une cuisse. Eh ! quel inconvénient, quel scrupule y aurait-t-il à ce que les chirurgiens d'armée, reçussent après la guerre une médaille, une coupe, des livres, une trousse, un bijou? Du reste ces témoignages publics et privés ont commencé : J'ai été frappé de la lettre d'un officier Autrichien, après la guerre d'Italie, publiée dans les journaux et où il remerciait au grand jour son major de lui avoir conservé le bras, alors que d'autres voulaient le lui couper. Quelques jours après c'était celle d'un officier français, dans le même sens, dans le même esprit, pour une conservation de la main. Tout le monde, toutes les nations, comprennent l'importance des conservations et sont disposés à les glorifier.

Dieu surtout récompensera d'une bonne conscience les honnêtes chirurgiens qui auront ainsi agi et leur procurera ces jouissances ineffables qui ne se sentent que dans le cœur des hommes de bien.

Et le gouvernement distinguera aussi aux yeux de tous, ceux qui se seront signalés par leur véritable zèle, leur intelligence et les conservations exceptionnelles qu'ils auront préparées et obtenues. Je frémis quand j'entends des chirurgiens se vanter des nombreuses amputations qu'ils ont faites : malgré moi je suis tenté de croire qu'ils auraient pu en éviter quelques-unes.

Une fois que les blessés sont arrivés dans les ambulances, dans les hôpitaux, j'ai la confiance qu'on y est là sobre des amputations et qu'on ne pratique que celles qui sont rigoureusement indispensables : mais pour celles qui sont exécutées d'emblée, sur le champ de bataille, par les jeunes chirurgiens échauffés par la poudre et par le sang ; dans un motif très louable, je l'accorde, de conviction, je n'en doute pas ; je voudrais plus que des recommandations, je désirerais un contrôle. Je voudrais un compte-rendu sévère au chirurgien-major de l'état de la blessure qui a motivé le moyen extrême *(l'ultima ratio)*. S'il était possible, je voudrais que la pièce anatomique, le membre coupé, fût rapporté à l'ambulance et vérifié par le major.

Pour légitimer le parti du sacrifice, et du sacrifice immédiat, les chirurgiens militaires font une grande distinction : Ils répondent, si nous étions placés comme vous, que nous n'eussions qu'un blessé ou quelques blessés disséminés, nous tenterions plus volontiers les conservations. Mais avec nos transports dans les ambulances, si difficiles et si aggravants ; avec nos encombrements, dans le milieu septique où nous nous trouvons ; avec d'immenses plaies en suppuration, la fétidité, la gangrène et la pourriture qui nous environnent de tous côtés ; nous n'avons pas les chances, les ressources que vous avez dans le civil, et le parti de l'amputation est le plus prompt et quelquefois la seule planche de salut qui nous reste.

J'accepte cet argument, mais pour répondre aussitôt: évitez les encombrements, les accumulations de plaies suppurantes, et la chose est possible avec l'aisance d'un grand nombre de familles et les chemins de fer. — Dans les hôpitaux, on ne garderait que les blessures légères, qui guériront promptement et qui permettront bientôt aux soldats de rentrer dans les rangs, et celles qui sont trop graves, qui compromettent la vie immédiatement et contre-indiquent le transport. — Tous ceux, au contraire, qui seront atteints, d'une blessure qu'on peut diagnostiquer aussitôt comme une *blessure à long cours*, qui durera des mois, des années, telles qu'une balle à travers le genou, le pied, la main, le coude ou l'épaule ; tous ces blessés, on s'empressera de les rendre à leur famille ou de les diriger dans les dépôts lorsqu'ils n'auront pas de refuge. — Aussitôt le diagnostic bien établi, je voudrais qu'on demandât au blessé si ses parents le réclameront et les prévenir afin de le leur renvoyer ou qu'ils vinssent le chercher.

On serait ainsi utile et agréable à beaucoup de soldats et à beaucoup de familles, en même temps qu'on désencombrerait d'autant les hôpitaux et les ambulances. — On allégerait les charges, les dépenses de l'Etat, et l'armée n'y perdrait pas, parce que ces blessés ne sont plus pour elle que des non-valeurs, des embarras, des surcharges. — Seulement, en congé de maladie chez leurs parents, il n'y aurait pas pour eux de basse complaisance : ils resteraient sous une surveillance très active, très sévère, et ils seraient réincorporés aussitôt redevenus valides.

Ainsi, après une bataille, on ferait un premier triage de tous ceux qui doivent être amputés immédiatement ; puis on relèverait tous ceux qui ont des chances de conservation ; et à un deuxième triage on s'informerait de ceux dont les parents ont les moyens, la passion de les ravoir chez eux et de les soigner eux-mêmes. Je pense que ces triages débarrasseraient de beaucoup les hôpitaux militaires, allégeraient le trésor, préviendraient ou diminueraient l'infection purulente, la pourriture, les gangrènes aggravées et sauveraient bien des victimes du séjour prolongé à l'hôpital.

Cette pratique a déjà eu un commencement d'exécution : nous voyons, nous entendons encore passer ou arriver dans nos villes ces tristes convois des blessés de notre dernière guerre. On débarrassait l'armée de ces hommes qui ne pouvaient plus tenir la campagne et on les envoyait loin des encombrements, dont l'air vicié était plus funeste que les combats eux-mêmes. — Notre malheureux confrère, Bardinet, professeur de l'école de Limoges, n'est-il pas allé chercher son fils, blessé à l'armée de la Loire, à l'affaire de Chambord, pour le panser lui-même ; mais trop fortement atteint pour le sauver, hélas ! — Combien de parents ont fait de pareils tentatives ; et combien davantage si c'était admis. Il y aurait un autre inconvénient, l'afflux des parents, mais ce serait une mesure à réglementer : on ne donnerait pas de pareilles permissions pour des cas légers, ni pour des cas trop graves.

Pour ce qui est particulièrement de notre sujet, des plaies articulaires : Toutes celles qui seront *essentielles ne seront jamais considérées, tolérées, admises dans la science comme des cas d'amputation immédiate, sur le champ de bataille* ; et lorsqu'elles seront compliquées, elles rentreront dans la catégorie des grandes blessures. — Les militaires atteints de plaies pénétrantes essentielles seront par excellence dans la section de ceux à rendre à leur famille le plus tôt possible, ou à diriger dans les dépôts *des blessures à long cours.* — Ceux qui seront atteints aux membres supérieurs, on les enverra loin des grandes agglomérations, tant qu'ils pourront marcher ou être transportés. — Ceux qui seront atteints aux membres inférieurs, on se hâtera dans les trois ou quatre premiers jours de les transporter à l'écart, dans des cabanes, sous les tentes, dans des maisons particulières, avant le développement de l'inflammation. Quand l'inflammation sera déclarée, on les traitera comme nous l'avons indiqué. — Enfin dès qu'ils seront transportables, on les renverra dans leurs foyers, attendre l'évolution, les dernières périodes de leur arthrite traumatique, qui en général est extrêmement longue.

OBSERVATIONS.

PLAIES PÉNÉTRANTES DU GENOU

I.

Très-petite ouverture. — Arthrite excessive. — Mort. — Autopsie.

Pendant que j'étais externe dans le service de M. Roux, à l'Hôtel-Dieu, on apporta dans mon rang, salle Ste-Marthe, un garçon marchand de vin, âgé de 19 ans, qui était tombé sur du verre cassé. On sentait un fragment, entièrement caché sous la peau et appuyant sur le condyle interne du fémur. M. Roux, après avoir bien examiné et nous avoir exposé la gravité de l'accident, fit une petite ouverture oblique et retira un morceau de vitre d'un centimètre sur deux centimètres et demi.

L'extraction de ce corps étranger fut pour ce jeune homme comme le retrait du javelot d'Epaminondas. — La veille il était frais et vermeil, on aurait acheté sa santé ; le lendemain il avait le teint brouillé, et les traits altérés ; il souffrait, son genou était glonflé, il commençait une arthrite essentielle à propos de l'ouverture la plus minime.

M. Victor Fleury venait de passer sa thèse sur les plaies pénétrantes articulaires et de mettre en relief la pratique de son père à Clermont. M. Roux appliqua ce traitement à la lettre : sangsues et cataplasmes d'un côté, et vésicatoires de l'autre. L'inflammation devint excessive, les douleurs atroces ; la figure était pâle, grippée, le ventre se tendit, il y eut des vomissements et des selles involontaires ; le pouls resta fréquent, petit et irrégulier ; il y eut insomnie, délire et lipothymies. — En cinq jours ce malade mourut, sans que M. Roux pût trouver un moment opportun pour lui pratiquer l'amputation.

Nous allons réunir son autopsie à la suivante :

II.

Plaie pénétrante. — Amputation — Autopsie.

Deux mois après un garçon boucher qui s'était donné un coup de couteau dans le genou, nous fut amené par un médecin de Paris. Il lui avait donné les premiers soins, mais l'inflammation montait, et il avait pensé à l'amputation. Influencé par cette opinion et par le regret de n'avoir pas amputé immédiatement le sujet de l'observation précédente, s'appuyant enfin sur les grands chirurgiens qui déclarent les plaies pénétrantes des articulations cas d'amputation la plus prochaine, notre illustre maître nous fit une belle leçon et coupa la cuisse avec cette habileté qui le distingua entre tous.

Toutefois, la fièvre traumatique n'arrêta pas la fièvre arthritique. Le mal était bien parti du genou, mais il s'était répandu dans tout l'organisme, particulièrement dans le système nerveux et, au troisième jour, ce jeune homme succomba aussi.

Nous avons fait, les élèves du service, l'autopsie de ces deux sujets, mais nous n'avons trouvé aucune pièce anatomique digne d'être présentée à la leçon de l'amphithéâtre. Dans ces deux cas l'inflammation était au premier degré : il y avait un peu de rougeur arborisée, de l'hypérémie dans l'article. La synovie était un peu plus abondante, à peine modifiée; elle n'était pas du tout purulente. Les cartilages, les ligaments, les os n'avaient pas non plus subi d'altération notable. Dans les autres articulations nous n'avons pas constaté non plus cette augmentation de synovie signalée par les auteurs; encore moins l'existence de pus. Dans le ventre, dans la poitrine, dans le cerveau, nous n'avons rencontré que des caractères congestifs. Dans le foie, dans la rate, dans les reins, dans les veines nous n'avons surpris aucune trace d'abcès métastatiques.

Devant ces cadavres ouverts de partout, nous avons pensé que la mort, à cette période, était plus nerveuse que matérielle; qu'elle résultait plutôt de l'irritation que des lésions anatomiques.

III.

Corps étrangers dans l'articulation.

Dans la même année scolaire, un homme resta longtemps dans la salle pour une douleur de genou, paraissant et disparaissant, l'arrêtant dans sa marche et lui donnant parfois la sensation d'un ressaut, de quelque chose qui aurait glissé entre les surfaces articulaires, comme un gravier dans un rouage. C'était un petit cartilage, une concrétion de la grosseur d'un gros grain d'orge, qu'on pinçait de temps en temps, que je me souviens parfaitement avoir tenu. Pendant plusieurs semaines, M. Roux nous fit les honneurs de ce malade, s'arrêtant avec complaisance à son lit, passant et repassant sa main sur son genou, content quand il avait saisi le corps étranger, nous le faisant sentir et nous montrant combien il lui serait facile de l'extraire. — Mais le souvenir des deux cadavres précédents était trop palpitant et M. Roux trop honnête pour risquer mal à propos un coup de bistouri. Après avoir gardé cet homme gros et gras dans un bon lit, entouré de l'attention qu'il donnait aux cas les plus importants, il le renvoya intact, gravant à jamais dans nos esprits ce précepte : *qu'il ne faut pas ouvrir une articulation à la légère.*

IV.

Il y a quelques années, j'ai eu un cas semblable dans ma pratique, mais je me suis bien gardé d'en faire l'extraction.

V.

1874. Présentement je surveille de loin en loin une jeune dame qui est affectée, depuis 5 ans, d'une hydarthrose rebelle aux moyens les plus actifs. Je lui ai découvert en dernier lieu un corps étranger qui est peut-être la cause de cette persistance. Il se présente le plus souvent à la partie antérieure et interne du tendon rotulien; il a le volume d'un petit pois, et de temps en temps, sans doute quand il s'engage, cette dame éprouve une douleur à tomber, ou à s'arrêter court.

Je suis autorisé par les consultations écrites des plus grands chirurgiens de Paris à faire, ponctions, injections, incision et extraction..... Mais depuis longtemps, je traite madame P..., un peu philosophiquement, la considérant et la disposant à se considérer, comme une de ces personnes qui, à la distribution des destinées si variées pour chacun, a eu en lot une vie restreinte: Elle va à la messe, à la pension voir son fils, quelque peu à la promenade, elle vaque beaucoup chez elle ; je l'engage à s'en contenter.

Et je ne l'opérerai certainement pas, depuis que j'étudie davantage cette question et que j'ai lu le relevé de M. Beaumers.

VI

LES CINQUANTE-DEUX CAS DE CORPS ÉTRANGERS
DE M. BEAUMERS.

M. Beaumers, qui a fait une thèse très intéressante sur le sujet qui nous occupe et qui a rassemblé tous les cas publiés, a
» trouvé vingt morts sur cinquante-deux opérations ; et parmi
» les trente-deux malades qui ont survécu, un grand nombre
» ont eu des abcès, ont couru de grands dangers et sont res-
» tés ankylosés, dans des positions plus ou moins vicieuses. »

Quand un chirurgien sera tenté de la curiosité d'ouvrir un
genou et d'aller à la recherche d'une concrétion articulaire,
qu'il descende avant dans ce caveau, (dans cette chambre de
Barbebleue) où sont appendus ces vingt cadavres ; ou qu'il
parcoure l'infirmerie où sont rangés les trente-deux estropiés
ou réchappés, et qu'il les interroge ?

Et qu'on ne nous objecte pas que toutes les précautions
n'avaient peut-être pas été prises : Incisions obliques, presque
sous-cutanées, pour prévenir le parallélisme de l'ouverture de
la peau et de la capsule ; opération au lit ; fermeture immédiate,
immobilité absolue pour ne pas attirer une bulle d'air ; rien
n'avait été négligé. — Et les opérateurs, tous d'élite, Dessault,
Richerand, S. Cooper, Bell, Listranc, Jobert de Lamballe,
M. Alquié, M. Barrier, etc. — Bell était tellement impres-
sionné de ses résultats funestes, qu'il allait jusqu'à préférer
l'amputation à l'extraction. — Et combien d'autres ont gardé
le silence devant leurs échecs navrants.

VII

Les soixante-cinq cas de M. Dieulafoy.

Il est vrai que M. Dieulafoy, de Toulouse même, a plaidé les circonstances atténuantes, et rapporté 22 observations de malades chez lesquels il a fait 65 fois, sans accident, la ponction de l'articulation du genou, pour des épanchements séreux, séro-purulents et purulents. Mais il s'agissait ici d'articulations malades, d'épanchements de sang, de pus, de sérosité. — Moi aussi j'ouvre les articulations malades, phlegmoneuses surtout, mais les articulations saines, Jamais.

VIII.

Arthrite excessive domptée par le traitement.

1874. Pendant que je compose ce travail, le 15 février, Chezot, 52 ans, cultivateur, se donne, en coupant un buisson, un coup de goyard dans le genou gauche : il dit avoir vu le blanc de la jointure et sortir un liquide glaireux. — Nonobstant il marche et travaille deux jours ! — le 3ᵉ il souffre et passe une nuit mauvaise ; — le 4ᵉ de pire en pire, et il m'envoie chercher. — La plaie est fermée par de la synovie concrète et un commencement de cicratisation de la peau. Le gonflement est peu considérable, les douleurs à peine éveillées.

Je propose une application de sangsues ? « J'en ai déjà mis, « me répond Chezot ; elles ne sauraient me suffire, je suis dans

« un feu extraordinaire, je souffre de partout, j'ai cru la nuit
« devenir fou ! Faites-moi plutôt une saignée, vous m'avez soulagé
« autrefois par ce moyen. » *Illico* large saignée de 700 grammes.

Le lendemain Chezot me fait donner de ses nouvelles et me
remercie ; il a été moins tourmenté.

Le surlendemain retour du malaise général et de la douleur
locale : 12 sangsues qui saignent très abondamment, un jour et
une nuit, environ trois assiettées, — frictions sur le genou avec
un liniment composé de glycérine, teinture d'arnica et
laudanum ; — et larges cataplasmes de farine de lin, dans une
serviette, allant de la moitié de la cuisse à la moitié de la
jambe (et continués pendant trois mois).

La potion laudanisée, mal supportée, enivrante les premiers
jours, est redemandée et calme un peu de loin en loin.

Le 8e jour, 28 février, la part du sang étant faite, j'aborde
les purgatifs, malgré la répugnance pour aller à la selle : 30
grammes de sulfate de magnésie le 1er jour et 15 grammes les
jours suivants.

Au 15e jour, usage de ma poudre tempérante : Calomélas,
scamonée et scille, de chaque un gramme, mêlés et divisés en
6 paquets. D'un à deux paquets par jour pour dériver et
entretenir des évacuations soutenues.

18e jour. — Le malade est toujours dans un état grave et
croissant : la face grippée, anxieuse, la fièvre à 100 et 120 ;
insomnie, agitation, malaise général ; espèce de trismus,
dysphagie, déglutition difficile, raideur de tout le corps, menaces
de tétanos. — Genou très douloureux, impossible à toucher, à
mouvoir ; gonflement de la cuisse et de la jambe.

Au 24e jour eschares : Malgré mes recommandations, les
soins de propreté ont été incomplets et le 16 mars je surpends
les bourses excoriées et le siége escharifié. — J'écarte moi-
même les cuisses, et malgré la douleur je tourne le malade sur
le côté ; je lui fais alors un lavage à fond, avec un mélange de
vin aromatique chaud et d'huile, et j'apprends ces gens à
renouveler ce pansement et à envelopper les parties entamées
de compresses imbibées de cette décoction protectrice.

La maladie, bien que maintenue, continue son cours, que je n'ai pas la prétention d'arrêter, mais seulement de modérer. — Au bout d'un mois le genou *se rouvre* et fournit pendant plusieurs jours un pus séreux, séro-phlegmoneux, roussâtre, tranché, variable, estimé à un litre.

Au bout d'un mois la *capsule fibreuse* n'était donc pas cicatrisée en dedans, bien que la peau le parût en dehors !

Au 38° jour. — Diarrhée, frissons, plus de fièvre, mauvais faciès, mauvaise humeur, *cuisse énorme* et jambe en proportion. — Je pense qu'il doit y avoir du pus dans la profondeur de ce membre, mais où le trouver ? En dedans je puis tomber sur des vaisseaux !.... Je tente au tiers externe et inférieur de la cuisse un coup de bistouri très profond, dont je puis bientôt agrandir l'incision et je retire une assiettée de pus phlegmoneux. Je fais établir une compression par une large cravate à la partie supérieure de la cuisse et il s'écoule environ deux litres de pus. — En même temps je fais prendre le matin, à midi et le soir une tasse de quinquina tartarisé, comme tonique et dépuratif.

Au 44° jour, aussitôt mon entrée, mon malade me crie bonjour et me tend la main : il a un peu dormi et mangé. — Je l'ai bien fait souffrir, mais je lui ai fait du bien ; la sortie de ce pus l'a beaucoup soulagé, et il voudrait tout le voir sortir ainsi. — Dans ce but il accepte une autre incision au côté externe de la jambe, mais elle ne fournit et ne fournira pendant longtemps que de la sérosité.

Au 60° jour, un confrère venant à passer dans son village, entre chez lui, l'examine, constate du pus allant du côté interne de la cuisse à la partie moyenne : il introduit une sonde par mon ouverture, fait une ponction à la partie antérieure et moyenne, passe un séton entre ces deux ouvertures et donne écoulement à une grande quantité de pus, environ deux autres litres, soit cinq litres en plusieurs semaines.

Au 68° jour, le pus et la sérosité continuent à s'écouler par les trois incisions pratiquées et toute la peau est devenue rouge, eczémateuse et pustuleuse de l'aine au cou de pied ; mais l'intérieur semble assaini, la physionomie et la parole sont meilleures ; les actions de notre grand malade paraissent avoir augmenté, il a l'air de vouloir résister.

Du 3ᵉ au 4ᵉ mois Chezot paraît de plus en plus viable ; son eczéma s'est dissipé, la peau de la cuisse et de la jambe est redevenue nette ; mais l'arthrite continue, au point de le retenir toujours au lit, incapable de mouvements dans le membre blessé, et sans cesse sous le coup de la douleur.

Au 9ᵉ mois il n'est pas encore guéri : cependant en octobre et en novembre il se fait monter dans une voiture à âne et va visiter ses champs, présider à ses semailles. — Il a bien quelque mobilité dans l'article, mais il raidit extraordinairement la jambe sur la cuisse. La douleur et le gonflement subsistent. Il arrivera à l'ankylose, mais elle n'est pas suffisamment organisée pour qu'il puisse déjà y abandonner le poids de son corps, comme il le fera dans un an ou 18 mois, qu'il lui faudra bien encore pour achever ce travail immense de transformation.

15 mai, 1875. Pas encore guéri ; va prendre les eaux de Néris.

IX

Tous les symptômes les plus graves réunis. — Guérison avec ankylose. — 18 mois de maladie.

1852-53. — Fradier, 45 ans, ouvrier de la Glacerie, se blesse au genou droit, au côté interne, contre l'angle d'une glace, dans l'étendue de trois centimètres : j'imbibe une petite compresse en quatre de sang et de synovie, formant un agglutinatif tout trouvé ; je le colle sur l'ouverture, je le maintiens par un bandage roulé, modérément serré, et je recommande le repos sévèrement.

Quatre jours s'écoulent comme si rien de fâcheux ne devait survenir. De lui-même, par incrédulité ou quelque malaise le poussant, ce malheureux relâche son bandage et l'arthrite se manifeste. Je suis le traitement de Messieurs Fleury ; j'applique des sangsues et des cataplasmes en dedans, et des vésicatoires en dehors.

L'arthrite devenant excessive, je reviens aux sangsues, aux frictions mercurielles et aux purgatifs dérivatifs ; chaque jour le malade prend deux et trois pilules de quinine et d'opium ; — des calmants et des antispasmodiques variés ; — des boissons, des bouillons, une alimentation conditionnelle aux phases de la maladie et à la tolérance de l'estomac.

Les six premières semaines se passent dans l'état général le plus grave.

Vient ensuite la période des abcès : à la cuisse, à la fesse, au mollet et autour du genou. Je les ouvre à leur moment et j'attends le recollement des parois.

La fièvre hectique s'établit en plein.

Des eschares nous arrivent de tous les côtés : au sacrum, aux trochanters, aux coudes, aux omoplates.

Fradiér est miné par la douleur et il en conservera longtemps le faciès le plus accentué qu'on puisse voir ; il est émacié, dépouillé de partout et il faut le tourner et le retourner tantôt sur le ventre ou sur le dos, tantôt sur un côté ou sur l'autre au milieu de cris déchirants.

Néanmoins il se prolonge huit mois entre la vie et la mort, dans cet état des typhoïques décharnés comme des squelettes, écorchés de toutes parts et survivant quand même.

Il revient en effet à la vie, mais son genou reste toujours en inflammation, un foyer de douleurs continuelles et une occasion de rechutes incessantes.

Nous avons pu étendre sa jambe en vue d'une ankylose, et ce travail de transformation n'a pas demandé moins d'une année pour s'accomplir, soit 18 mois à 2 ans. Mais au bout de ce temps notre homme se reconstitue, il reprend de l'embonpoint, de la fermeté et des forces ; il est solide sur sa quille ; il marche et il a repris son poste fatigant d'ajusteur de carcaise, (four plat, à refroidissement lent des glaces, qui doit être d'une horizontalité parfaite, et où l'ouvrier travaille couché) ? — Puis il a été placé comme portier et a vécu quinze ans, toujours reconnaissant des soins que je lui ai donnés.

Dans cette grande circonstance qui a été au su et au vu de toute la ville, les conseils étrangers ont été la plupart pour l'amputation. — Mais Fradier les a constamment repoussés, et après coup il a proclamé qu'il préférait encore avoir souffert tout ce qu'il a souffert et avoir conservé sa jambe naturelle et vivante.

X.

PLAIE PÉNÉTRANTE A TRAVERS LA ROTULE. — BÉANTE. — RÉPARATION COMPLÈTE.

Le petit Périer, neveu du précédent, âgé de 10 ans, en courant dans un pré, tombe sur un tesson de bouteille et se coupe la rotule en deux ! les deux tiers de l'os en dedans, l'autre tiers en dehors ; ce fragment reste irréductible et retourné, la face cartilagineuse obstinément en avant. Par conséquent la plaie se maintient béante dans l'étendue de 8 centimètres et laisse pénétrer l'air on ne peut plus manifestement. — Nonobstant l'inflammation ne devient pas purulente ; il s'écoule de la synovie en grande quantité ; cette synovie se durcit, forme une croûte et sous ce couvercle la réparation s'opère peu à peu.

J'ai placé ici la jambe et la cuisse dans la demi flexion, sur un coussin ; j'ai appliqué quatre sangsues en dehors, des vésicatoires en dedans ; — des cataplasmes, des frictions mercurielles ; j'ai débarrassé le ventre par des purgations et entretenu une douce alimentation.

Cet enfant a souffert beaucoup et était peu abordable, son arthrite a duré trois mois à l'état aigu et autant à l'état subaigu.

Tous les jours on le pansait, on le changeait de linges et on lui faisait faire à la période de déclin, de petits mouvements, et on le mettait sur deux chaises avec des coussins. — Peu à peu la douleur et le gonflement ont diminué, la plaie s'est bouchée, mais les deux fragments de la rotule ne se sont pas soudés intimement, ils sont restés indépendants, réunis par une substance fibro-plastique.

Ce qu'il y a eu de remarquable, c'est qu'il n'y a pas eu d'ankylose. Ce jeune homme, cet homme maintenant, conserve une cicatrice froncée, adhérente à la rotule, mais il a tous les mouvements.

Mon ami Demarquay et les physiologistes nient la régénération des tissus articulaires ; en voici un cas manifeste : Non seulement la capsule fibreuse s'est cicatrisée, mais il s'est refait à neuf une pièce de cartilage et une pièce de synoviale, ou l'équivalent.

XI.

Arthrites traumatiques des jeunes sujets.

Il est vrai de dire que chez les enfants et les jeunes sujets, les articulations étant en sève, toujours en voie de formation et de développement ; gorgées de sucs blancs, de glaires vivantes, les réparations sont plus faciles et les plaies pénétrantes moins graves.

Le 8 décembre 1873, le petit Depége, gamin de 15 ans, à la Glacerie, est tombé sur un laitier de verre et s'est ouvert le genou : Je lui ai mis un carré de diachylon et une bande roulée. Mais malgré mes recommandations, il s'est levé tous les jours et a même marché. Il a eu l'arthrite prolongée longtemps et s'est remis sans ankylose.

XII.

Difficulté de faire admettre la gravité et la durée des arthrites traumatiques.

Le 23 septembre 1854 j'ai été appelé dans une houillière de nos environs pour un homme de 32 ans qui s'était ouvert le genou d'un coup de hache. — La rumeur des ouvriers accusait le médecin de pusillanimité et réclamait l'amputation. Ce mineur au lit depuis quatre mois, en était à la période hectique, avec des abcès fistuleux, de la fièvre, de la maigreur et des douleurs atroces. Il tenait sa jambe fortement fléchie et son genou était tuméfié, rouge, dépouillé par des vésicatoires incessants et très sensible au toucher. Le médecin qui le soignait était un des élèves de M. Fleury et avait suivi son traitement rigoureusement.

Je fus heureux de pouvoir relever mon confrère, et d'affirmer qu'il avait fait tout ce qu'il y avait à faire. J'expliquai que le parti de la conservation qu'il avait choisi était le meilleur ; que ces blessures sont excessivement graves, qu'elles donnent lieu à une inflammation de très-longue durée et que, dans ces malheurs, il fallait se résigner à racheter son membre par une maladie des plus cruelles.

En consultation intime nous discutâmes avec M. Dubousset la pratique des vésicatoires, dont ni lui ni moi n'avions obtenu de résultats satisfaisants; nous convînmes ici de n'en plus mettre, de varier les baumes calmants, de revenir aux cataplasmes dans les exacerbations, d'envelopper le genou de flanelles ou de ouate renouvelée et bien propre ; et surtout d'étendre graduellement la jambe, en vue d'une ankylose, terminaison pénible sans doute, mais qui ne se balance pas avec l'amputation.

XIII.

Hémorrhagie. — Avortement de l'arthrite.

A notre hôpital, le 8 décembre 1870, alors que la guerre avait pénétré jusqu'au cœur de la France et que l'union devait exister entre tous ses défenseurs, deux soldats se prennent de querelle et l'un a l'articulation du genou ouverte d'un coup de couteau, dans l'étendue de 3 centimètres.

Mon collègue accouru le premier, met sur la plaie une compresse imbibée de perchlorure de fer et par dessus une bande de 4 mètres, serrée.

Le lendemain à ma visite, la religieuse me présente ce malade avec importance, en me priant de ne pas toucher à l'appareil. Mais la nuit il survient une hémorrhagie formidable, qui fut tout un événement dans l'hôpital, et que les Sœurs estimèrent à deux litres et demi.

Je répondis que c'était bien étonnant, qu'il n'y avait pas là d'artère à donner une telle hémorrhagie, et qu'elle devait provenir du malaise de l'articulation sous l'influence du perchlorure et de la compression. — Malgré toutes les objurgations je défis l'appareil, j'enlevai toutes les compresses graduées et le mastic astringent entassé sur la plaie ; je lavai bien le genou avec de l'eau vinaigrée et j'appliquai seulement trois longuettes lâches, avec recommandation de surveiller ?

Le lendemain, 10 décembre, pas d'hémorrhagie, et simple écoulement de synovie, qui s'épaissit comme une morve et se colle en bavant sur le genou. — Il y a de la douleur et du gonflement et j'ordonne des cataplasmes laudanisés. — Les jours suivants, je me contente de ces soins élémentaires et j'abandonne l'occlusion à la nature, par le bouchon de la glaire synoviale progressivement plus coagulante.

Au bout de cinq jours ce malade va extraordinairement bien, il supporte la limonade vineuse et l'alimentation réparatrice. — Au 15° jour il se lève et circule dans la salle, encombrée des malades de l'armée de la Loire, et au 20° jour il prend son exeat.

Ce fait est remarquable par l'hémorrhagie qu'a causée l'irritation du perchlorure de fer et la compression ; — par l'oblitération de la plaie par la glaire synoviale progressivement coagulante ; — et par la rapidité exceptionnelle de la guérison.

ARTHRITES MODÉRÉES.

PLAIES PÉNÉTRANTES A LA CAMPAGNE.

XIV.

En 1862, j'ai soigné un conscrit de la campagne, de la commune de Villebret, qui s'était ouvert l'articulation tibio-fémorale d'un coup de serpe. Il en était résulté une arthrite d'intensité moyenne, avec gonflement du genou, impotence, douleur, insomnie, fièvre prolongée, pâleur et amaigrissement. Ce jeune homme, blessé en mars, se fit transporter au conseil de révision au mois de juin, et fut exempté du service militaire. Il continua de boiter pendant un an et guérit sans ankylose.

XV.

En 1863, le jeune Parot, âgé de 20 ans, tombe sur une planche traversée par des clous et se perce le genou. Il est pris d'une arthrite pour laquelle je le retiens un mois au lit.

Bientôt, trop tôt, il se lève, il marche comme il peut, avec des béquilles ou un bâton. Il est aussi de la conscription et exempté pour cause d'arthrite par plaie pénétrante. Pendant six mois j'ai remarqué ce jeune homme pâle, courbé, avec le faciès de la souffrance. Il a boité pendant deux ans. A présent c'est un de nos bouchers les plus forts, les plus actifs et il n'est nullement entravé par son genou.

XVI.

1867. — Marc, métayer près de Néris, 32 ans, en retaillant un chêne, se fait, d'un coup de serpe, une plaie pénétrante de l'articulation tibio-fémorale. Son inflammation est assez forte. Il reste six mois au lit aux grandes douleurs, malgré les sangsues, les cataplasmes, les vésicatoires, le colchique et les calmants. Au bout de trois mois il se lève, il se traîne à sa grange, à ses étables, incapable de tout travail. Au mois de juin, il prend à Néris une saison de bains et de douches légères. Pour ses moisons il se force à faire quelques pas, et graduellement il se remet sans ankilose.

XVII.

1872-73. — Le jeune Cazy, 17 ans, est mon voisin de campagne et je le vois souvent. En faisant une barrière de champ, il s'est donné un coup de serpe et s'est ouvert le genou. Chez lui l'inflammation s'établit *avec suppuration* pendant plusieurs mois, du pus phlegmoneux, puis séreux s'échappe, se tarit et fournit de nouveau. Ce jeune homme garde longtemps l'empreinte de la douleur sur son visage amaigri et marche courbé et boiteux. Au bout d'un an il travaille, mais il ressent encore de la gêne pendant 18 mois.

Ces quatre observations nous montrent ce qui se passe chez les paysans, et les artisans trop aisés pour aller à l'hôpital, pas assez pour se faire soigner jusqu'à guérison complète. C'est le repos, le demi-repos, le quart de repos qui les conduit peu à peu à cette guérison lointaine. La suspension des mouvements et la claudication, le lit, la chaise, les béquilles, le bâton sont les étapes et les instruments de leur longue convalescence. Ils s'arrêtent quand ils souffrent trop, ils se lèvent, ils se traînent autour de chez eux quand ils ont quelque relachement. Ils vont du lit au foyer, du foyer au soleil et reprennent en général leurs travaux prématurèment.

On ne fait pas l'autopsie de ces sujets, mais on comprend que des portions de membrane, de capsule, de tendon, de cartilage, d'os se sont refaites molécule à molécule, millimètre à millimètre. Si du tissu identique ne s'est pas régénéré, il s'est opéré des jonctions, des jetées, des reprises au moyen de la lymphe réparatrice des anciens, du blastème, du plasma des modernes, par de la soudure, par du tissu fibroplastique, qui, s'il n'est pas aussi régulier, aussi parfait que le tissu primitif, n'en est pas moins solide et tenace.

On répète sans cesse l'aphorisme que la nature met sur la voie des guérisons: considérons donc ce qui se passe chez l'homme des champs qui a le moins de ressources, et chez l'animal blessé livré à lui-même. Inspirons-nous de ses instincts, de ce qu'il fait, de ce qu'il recherche. Pesons ce qu'il lui faut de repos absolu et de repos relatif; mesurons le temps qui est nécessaire aux tissus blancs, fibreux et cartilagineux, à vitalité secondaire, pour se réparer, et sachons dans ces occasions accorder ce qui lui convient à l'*Expectation*.

XIX.

Arthrite purulente. — Guérison sans ankylose.

Le 12 octobre 1870. — Mademoiselle Eulalie, de Néris, âgée de 37 ans, bien connue par sa piété et sa grande charité, étant allée visiter un de ses domaines, est tombée en sautant un fossé, et s'est fait une contusion au genou, malgré laquelle elle a continué de marcher trois heures. — Il lui est arrivé une arthrite aigue, à symptômes croissants pendant vingt jours.

Le 2 novembre, la tension est telle et la fluctuation si marquée que je lui pratique, au dessus du condyle interne, avec un bistouri étroit, conduit obliquement sous la peau, une ponction, qui donne un demi-verre de pus phlegmoneux et rougeâtre.

L'articulation se vidant mal, je suis obligé à trois jours d'intervalle de faire deux autres incisions, une en dehors, la troisième en dedans ; cette fois la malade entretient celle-ci ouverte par une mèche de charpie, afin de favoriser l'évacuation du pus, qui fournit pendant quinze jours.

L'inflammation prend alors une marche décroissante pendant trois semaines ; la malade a moins de fièvre, elle dort, elle mange un peu, elle peut s'aider pour faire ses pansements, prendre ses bains de vapeur et emmailloter sa jambe. Elle se tourne dans son lit et peut rester dans son fauteuil.

22 juin 1872. — J'ai laissé Mademoiselle Eulalie convalescente depuis quatre mois, avec la pensée de formation de fausses membranes et d'adhérences !..... Mais quel n'est pas mon étonnement de la surprendre à Montluçon venue à pied et s'en retournant à pied, après bien des courses en ville, ayant fait plus de 22 kilomètres ! Mlle, étant sur les lieux, prend une saison de Néris, bains et douches ; et depuis son activité, sa souplesse et son agilité ne se sont pas démenties.

Je n'ai pu résister au désir de rapporter cet exemple exceptionnel d'une arthrite purulente, ouverte et guérie complètement sans traces d'ankylose, sans le plus petit bien, sans la moindre granulation.

XX-XXI.

GOUTTIÈRES ET APPAREILS INAMOVIBLES.

Les arthrites de lésions internes ayant la plus grande analogie avec celles des plaies externes, nous allons en rapporter quelques autres cas. Ces lésions sont les entorses, les déchirures de la capsule et des téguments, les contusions des cartilages et des os et leurs fractures.

Deux jeunes hommes également bien placés, font vers le même temps, au mois d'octobre 1872, une chute sur le genou; l'un sur l'escalier de sa cave, à son château près de Poitiers, l'autre à la chasse en sautant un buisson.

Le comte de ***, très prudent, très croyant, garde le lit pendant trois semaines, sur l'avis de son médecin ordinaire. Il se fait des frictions avec de l'alcool vulnéraire, puis il prend un large vésicatoire.

L'affection étant sérieuse, on fait venir un chirurgien de Poitiers en consultation: Il approuve ce qui a été fait, recommande une série de badigeonnages à la teinture d'Iode et insiste aussi sur le repos! — Mais non pas sur un repos ridicule, exagéré: Il conseille le canapé habituellement et d'éviter les efforts, les fatigues, la marche proprement dite, mais il permet quelques pas avec précaution.

Au mois de février 1873, le comte de *** s'est fait un devoir de venir célébrer le centenaire de sa grand mère et j'ai eu occasion de le voir, sur son canapé, sa canne auprès de lui pour aller d'une chambre à l'autre. Il me découvre son genou tout enveloppé de flanelles, encore teint de ses frictions iodées, rouge de son vésicatoire et sensible à la pression et à l'extension forcée.

Mais à son retour, au mois de septembre 1873, il est tout à fait guéri.

Au contraire, M. de..... plus remuant, continue de marcher et de forcer sa jambe pendant plusieurs jours, aussi son arthrite monte d'un degré d'intensité. Il ne se soucie pas des évacuations sanguines, mais il se soumet à six grands vésicatoires dans l'espace de deux mois.

L'arthrite ne cédant pas, il va à Paris et consulte le célèbre rebouteur Henry qui, après s'être assuré qu'il n'a rien de démis ni de cassé, lui déclare qu'il n'est pas de sa compétence. Le professeur Gosselin lui trace un traitement méthodique qui ne lui convient pas ; — mais il accepte d'un agrégé, de M. Labbé, le pansement ouaté et par-dessus la bottine inamovible silicatée.

Il nous revient avec cette cuirasse informe, qu'il garde nuit et jour pendant un premier mois.

Il retourne à Paris pour se faire renouveler le même appareil.

Il y retourne encore au bout d'un autre mois, et cette fois on le lui fend sur le côté, avec la facilité de l'oter la nuit et de le remettre le jour. Dès lors aussi il est muni de béquilles, il vient au cercle, se promène sur les boulevards et peut monter de temps en temps dans une bonne voiture.

Il reste en tout cinq mois dans ce *carcere duro* de l'appareil silicaté, et, les beaux jours étant venus, il prend à Néris une bonne saison de bains, de douches et de massage.

Au bout d'un an il boite encore et n'a pu recommencer sa vie habituelle, parcourir ses propriétés et chasser.

Au bout de deux ans, 8 octobre 1874, il conserve encore de la gêne, tandis que, avec son traitement très mitigé, le comte de *** a guéri en 8 mois.

XXII.

Décembre 1872. — Parallèlement aux deux cas précédents, la fruitière de Néris, étant allée faire ses recouvrements dans les hôtels qu'elle fournit, éprouve un accident de voiture, une entorse et une contusion du genou, d'où une arthrite aigue : repos, deux applications de sangsues, à deux jours d'intervalle ; cataplasmes, calmants, puis purgations dérivatives.

Elle fait venir un rebouteur qui lui étend la jambe dans tous les sens, la fait bien souffrir, et qui ne découvrant rien de cassé, rien de sauté, lui recommande une 3e application de sangsues, — et quinze jours après une 4e.

Ce sont, assure-t-elle, les évacuations sanguines qui lui ont apporté le plus de soulagement.

Elle n'a pas pu supporter la ouate comprimée, ni le bandage roulé, immobilisant. Elle s'est mieux trouvée d'une certaine liberté d'étendre quelque peu et de fléchir la jambe alternativement.

A la saison de Néris, elle s'est fait transporter sur la place et, installée dans une guérite, approvisionnée par sa sœur, elle a pu continuer son commerce.

Elle a pris quelques bains, mais irrégulièrement et sans effet marqué.

Au mois de décembre 1873, elle marche sans canne, mais avec de la gêne, qu'elle ressent encore quinze mois après.

XXIII–XXIV.

Plaies péri-articulaires du genou — Revue clinique chirurgicale. — Union médicale du 26 juillet 1873.

« L'un de ces deux exemples (observés à la Pitié) nous
« montre la difficulté d'établir le diagnostic de la pénétration
« et l'insuccès du pansement ouaté (si excellent en maintes
« circonstances), lorsque malgré l'élévation du pouls et celle de
« la température et malgré l'apparition de l'engorgement
« ganglionnaire de l'aine, on ne prend pas soin de l'enlever
« immédiatement pour surveiller les accidents inflammatoires
« dont le membre peut être le siége.

« Un homme de 55 ans est renversé par la roue de son
« camion qui lui froisse violemment la face interne du genou
« droit ; la plaie contuse fort large qui en résulte est nettoyée à
« l'hôpital et débarrassée des corps étrangers qui la recouvrent ;
« le doigt, explorant avec précaution, ne constate ni décolle-
« ment considérable ni dénudation osseuse ; le liquide sangui-
« nolent qui s'écoule en peu d'abondance de cette solution de
« continuité n'est pas filant et par conséquent ne paraît pas
« mêlé à de la synovie. M. Verneuil tenta la conservation et
« appliqua le pansement ouaté qui n'amena aucune sédation
« dans les souffrances du malade. — Dès le troisième jour, le
« thermomètre accusa 38° puis 39°, mais cette élévation de la
« température fut mise sur le compte d'une fièvre traumatique
« précoce. Le septième jour, l'engorgement des ganglions
« inguinaux et la température de 40° firent penser à une poussée
« de lymphangite, mais ce ne fut que le lendemain, sur les
« prières du blessé, que l'appareil ouaté fut retiré et qu'il fut
« permis de constater une rougeur avec gonflement œdémateux
« énorme depuis le pied jusqu'à l'aine droite. Au centre de ce

« vaste phlegmon diffus commençant, le genou était fortement
« tuméfié, et la pression exercée au niveau du cul-de-sac de
« la synoviale faisait suinter facilement du pus par la partie
« inférieure de la plaie ; ce symptôme établissait suffisamment
« le diagnostic de la pénétration ; la plaie avait-elle été
« pénétrante dès le début ou ne l'était-elle devenue qu'à la
« suite de la chute des escharres qui commençaient à se
« détacher? C'était là un point bien difficile à préciser ; le doigt
« en outre put sentir la dénudation du condyle interne du
« fémur. L'issue fut fatale, malgré de larges débridements
« qu'on se hâta de pratiquer sur tout le long du membre
« inférieur.

« Nous avons rapporté ici ce malheureux fait, parce que
« nous pensons qu'en chirurgie les revers doivent être connus
« et publiés au moins autant que les succès, et que du reste,
« M. Verneuil dans une de ses cliniques a consciencieusement
« présenté aux élèves cet exemple comme étant pour eux
« d'un enseignement très-utile.

« Le professeur a mis en parallèle avec ce malade un second
« du même genre qui avait présenté également une plaie
« péri-articulaire du genou et chez lequel, la température
« s'étant élevée, on put *en supprimant le pansement ouaté,*
« faire disparaître toute trace d'inflammation. »

Voilà deux exemples flagrants, dans les hôpitaux et dans la
presse, des conséquences de ces appareils fermés sous lesquels
on laisse s'évoluer les arthrites, les plaies, les phlegmons et
les abcès à l'Aveuglette.

Comment dans son ouvrage si estimé sur les lésions articulaires, M. Bonnet, après avoir fait remarquer que l'immobilité, à elle seule, peut amener l'ankylose dans une
articulation saine, peut-il autant préconiser la gouttière et les
appareils inamovibles ?

Les mouvements restreints du chirurgien de Poitiers
(observation n° 20) et les instincts de l'homme des champs qui
s'arrête absolument pendant l'arthrite aigue et qui dérouille,
qui fait légèrement aller sa jointure à la période subaigue, ne
sont-ils pas préférables ?

Et vous, mon cher Alphonse Guérin, vous qui nous répétiez sans cesse que la propreté est la vertu du corps, comment avez-vous pu en venir à vos pansements clos et rarement renouvelés ? A la campagne ou dans mes chambres particulières, avec un air meilleur que le vôtre dans vos hôpitaux de Paris, je ne sauve mes grands blessés que par des pansements assidus et faits à fond, tant qu'il y a du danger.

Et vous aussi, excellent professeur Gosselin, comment avez-vous pu adopter cette méthode d'enfermer vos plaies articulaires sous des pansements ouatés et d'en dérober aux regards la surveillance incessante ? Mais la compression, même à travers le coton, est une gêne et une cause de plus d'inflammation. Ajoutez à cela que la ouate se salit vite et ne favorise pas la transpiration cutanée. Et pour peu qu'il s'écoule de synovie, de sang, de pus, c'est un ferment septique que vous renfermez. Je voudrais que vous fissiez à vos élèves cette comparaison : qu'un membre en supuration est comme un malade atteint de dyssenterie ou de cholérine ; qu'il a besoin d'être débarrassé des déjections, des saburres, des détritus qui l'encombrent et qui l'inondent, et également des linges qui l'enveloppent lorsqu'ils sont souillés.

AMPUTATIONS ET CONSERVATIONS.

XXV, XXVI, XXVII, XXVIII, XXIX.

Récemment, le 30 août 1870, à la bataille de Beaumont, le jeune général Morand, fils du célèbre général Morand du 1er empire, promu à ce grade depuis quinze jours, — *a le genou traversé par une balle de part en part*, à côté du commandant Auvigne, blessé lui-même à l'avant-bras.

Aussitôt le général s'abandonne au désespoir, il dit qu'il est un homme perdu, mort bientôt ou désormais estropié, voué à l'ankylose ou à un membre artificiel. Il refuse les efforts de ses hommes pour l'emporter et se fait déposer sur le bord d'un bois où il est fait prisonnier par les Prussiens.

Toutefois il est logé et soigné chez M. le curé de Beaumont. Six jours après on l'ampute, au 7ᵉ jour de sa blessure, et il *succombe le 7 septembre.* — Sa jeune femme reçoit cette cruelle nouvelle le 9 à Annecy, par l'intermédiaire de M. le curé.

Le fils Morand ne connaissait sans doute pas l'histoire du Maréchal Fabert, qui, en pareille conjoncture, réagit bien autrement :

« Fabert, en 1637, blessé grièvement au genou, devant Turin,
» se vit menacé de l'amputation ; mais il s'y refusa en disant à
» Turenne ; Je ne veux pas mourir par pièces, la mort m'aura
» tout entier ou elle n'aura rien de moi.

» L'exemple assurément n'est pas toujours à imiter. Mais
» Fabert n'eut qu'à s'applaudir de n'avoir pas consenti à la
» proposition du chirurgien, un ignorant sans doute, il guérit,
» garda sa jambe et continua sa carrière jusqu'au Maréchalat.»

(France héroïque, Bouniol).

Le maréchal de Villars en fit à peu près autant pour une blessure analogue.

« *Blessé grièvement au genou*, à la bataille de Malplaquet,
» en 1709, il fut emporté du champ de bataille, et Louis XIV
» le logea *longtemps* au palais de Versailles. — Toutefois, il
» n'attendit pas qu'il fût parfaitement guéri pour retourner à
» son armée, et remporta en 1712 la célèbre bataille de Denain.

Ainsi, malgré les soins les plus magnifiques, son arthrite lui dura *plusieurs années,* de 1709 à 1712.

Tant que nous en sommes à ces conversations historiques, prenons l'articulation de l'épaule et citons un autre maréchal de France :

» Suchet, le duc d'Albuféra, est gravement blessé, le 25 oc-
» tobre 1811, au siége de Sagonte. L'articulation scapulo-humé-

» rale est intéressée; quelques chirurgiens proposent l'ampu-
» tation. Boyer mandé en Espagne, seul s'y oppose, et sauve la
» vie du noble blessé qu'il ramène à Paris. » (*Union médicale,*
1872).

Je pourrais citer encore le colonel Motion, du 1ᵉʳ empire, qui
a conduit bravement son régiment à Waterloo, qui a eu le genou
traversé par une balle et qui a vécu sans ankylose jusqu'à 80
ans ; — Le commandant Mathieu, qui portait sept balles logées
dans sa jambe et sa cuisse, de quoi, disait-il, à armer un éper-
vier ; — des capitaines, des officiers, des soldats, dans le civil
bien des ouvriers qui se sont refusés obstinément à l'amputation et qui ne s'en sont pas plus mal trouvés.

XXX.

Mais je ne puis passer sous silence le fait de mon parent
Duteil : étant à l'école de Saumur, il reçut un coup de pied de
cheval au genou; le fer portant en pince lui ouvrit l'articulation
et il eut l'arthrite excessive, depuis l'inflammation désordonnée
jusqu'à l'hectisie. Pendant les onze mois qu'il resta à l'hôpital,
il rapporte qu'on lui fit des instances, des menaces même pour
l'amputer et qu'on le délaissa dans le service comme rebelle
et poltron.

Il y a tant souffert, physiquement et moralement, qu'il en a
parlé toute sa vie avec émotion. Et cependant, il s'était sauvé;
c'était un très bel homme ; pendant 35 ans encore il montait à
cheval et allait quelque peu à la chasse. Il a beaucoup fréquenté
les eaux, qui ne l'ont pas débarrassé de son ankylose, et de
quelques réminiscenses arthritiques, et chaque année il me
rapportait des exemples de militaires qui avaient comme lui
échappé à grand'peine à l'amputation.

LES BLESSÉS DE REICHSCHOFFEN !!!

Dans une relation très bien faite sur les plaies de guerre, le docteur J. Christian rapporte que sur les 830 blessés ramassés sur le champ de bataille de Wœrth et de Reichschoffen, dans les 1ᵉʳ jours d'août 1870, et déposés à l'ambulance de Bischwiller, il a observé sur 9 plaies pénétrantes du genou, conservées, 3 guérisons et 6 morts.

Dans la partie de sa statistique qui nous intéresse, il compte sur 24 amputations de cuisse, 8 guérisons et 16 morts ; soit le tiers des deux côtés, pas plus de chance pour l'amputation que pour la conservation.

Tant que nous en sommes sur se chapitre, mentionnons les efforts si louables des médecins Français et Badois en vue des conservations: sur 22 fractures de la cuisse, conservées, 10 guérisons et 12 morts, — sur 156 blessés des membres inférieurs 109 réservés pour la conservation ; sur ces 109, 75 guérisons et 34 morts ; — sur 47 opérés, 19 guérisons et 28 morts.

Soit les avantages généraux pour la conservation.

Ainsi à l'appui de notre thèse favorite, voilà des faits considérables : le témoignage des hommes illustres intéressés dans la question, la préférence instinctive des plus simples, et les médecins modernes, les chirurgiens de la dernière guerre, entrant dans cette voie ; — Tous, petits et grands, sous le coup de l'amputation, réclamant la conservation avec prière, avec obstination, lors même qu'elle ne paraît pas possible, et cette conservation, malgré des déformations et l'ankylose, proclamée moins désavantageuse que la mutilation et le membre artificiel !

STATISTIQUE.

———

Les chiffres que nous venons d'exposer nous conduisent à l'argumentation numérique, qui pèse maintenant d'un si grand poids dans la balance de nos décisions, et qu'on pourrait nous reprocher de n'avoir pas engagée.

Les statisques des conservations sont très restreintes, pour ne pas dire toutes à faire, tant le sujet est nouveau. Tandis que les statistiques des amputations ont été faites sur une très grande échelle, et avec beaucoup de talent par de nombreux chirurgiens, entre autres MM. Chenu, Legouest, Spillmann, Poncet et Robuchon. — Elles comprennent les blessés de la révolution de 1830 à Paris, le siège d'Anvers et les guerres d'Afrique, de Crimée, d'Italie, d'Amérique, de Danemark et d'Allemagne.

D'après M. Robuchon, sur un relevé de 4,413 amputations de jambes, il y aurait eu 1,981 décès ou 44,88 pour cent..

Pour la dernière guerre, le relevé de M. Chenu donnerait sur 3,704 amputations de jambes 3055 décès, pour 654 guérisons seulement, ou la mortalité effrayante de 82,34 pour cent.

Pour la cuisse, sur 4,234 opérations faites à Anvers, Paris (1830), en Crimée, en Italie, en Amérique ou en Allemagne (guerre de 1870) il y a eu une mortalité de 77 pour cent.

Tandis que pour les conservations, comptées, il est vrai, en nombres bien infimes, pendant les guerres de Crimée et d'Italie sur 397, il y aurait eu 196 morts ou une proportion de 22 pour cent.

Donc la conservation l'emporterait de beaucoup.

Mais ce parallèle ne me paraît pas rigoureux : Je veux croire qu'il y avait dans ces nombres beaucoup plus de cas d'amputations forcées, tout à fait légitimes que de conservations possibles. — L'argument qui doit ressortir pour nous de ces statistiques, c'est que l'amputation par elle-même est déjà excessivement grave et que toutes les fois que la conservation n'est pas impossible, laisse des espérances, on doit la préférer.

Ce qui doit décider le jeune chirurgien, c'est moins la connaissance des chiffres, les chances de cette loterie, que l'aspect et l'examen sérieux des blessures : c'est sa sensibilité, l'intérêt de son semblable, de son frère, et l'instruction qu'il a reçue qui doivent l'inspirer par dessus tout.

Quand il y aura des ravages extrêmes : la peau détruite dans une grande étendue, les chairs broyées et enlevées en proportion, et les os cassés avec des pertes énormes de fragments ; quand l'extrémité sera déjà froide et mortifiée, sans communications suffisantes avec le tronc, il faudra bien couper, ou *ajuster* l'extrémité restante.

Mais lorsque ces parties ne seront que divisées franchement, ou traversées, perforées, écrasées, écartées, mais susceptibles d'être rapprochées; - quand même les nerfs seraient déchirés, les tendons à nu, ou coupés ou rompus; — quand même l'artère principale serait oblitérée ou liée : — Pourvu que quelques artérioles ou de simples vaisseaux capillaires puissent entretenir pendant quelque temps une vie très secondaire, l'indication formelle est de tenter la conservation.

Eh ! qu'on n'aille pas s'appuyer sur une lésion articulaire pour amputer ! Les plaies articulaires vastes compliquées sont quelquefois moins graves que les plaies pénétrantes étroites, essentielles du genou. Ces plaies compliquées à travers les articulations demandent sans doute du temps pour s'évoluer, elles amènent ordinairement l'ankylose à leur suite, mais dans de tels malheurs la durée et l'ankylose sont les moindres inconvénients.

PLAIES PÉNÉTRANTES DE L'ÉPAULE.

XXXII.

Large ouverture de l'articulation scapulo-humérale par un coup de hache ; — Guérison sans arthrite et sans ankylose.

Vernade, fendeur et abatteur de bois, connu dans tout le canton, se précipite chez moi, le 5 octobre 1863, pieds nus, sans chapeau, en bras de chemise et tout effaré. Accourez vite, ma fille a le bras droit abattu d'un coup de hache et pendant le long du corps.

J'accours, aussi vite qu'on peut aller à quinze kilomètres et à travers de mauvais chemins, à Coursage. — Au milieu des femmes du village réunies, (dont une me souffle en passant que c'est le père qui a fait le coup, dans un moment de repoches furieux), je trouve une belle fille de vingt ans, assise sur une chaise et recouverte d'un linge blanc.

Je constate une plaie antéro-postérieure, au sommet de l'épaule, de 12 centimètres de diamètre, à travers l'acromion, l'extrémité externe de la clavicule et les insertions du delthoïde ; — et au fond je distingue la tête de l'humérus, blanche, lisse, resplendissante et tournoyant selon les mouvements imprimés au bras.

Je fais, avec de fortes épingles, quatre points de suture, espacés de manière à laisser sortir la synovie, le sang, le pus, s'il vient à s'en amasser dans la cavité articulaire ; — une compresse graissée de beurre, une épaulette lâche et une écharpe complètent le pansement.

Au bout de cinq jours, la fille Vernade vient de son pied jusque chez moi et je lui enlève les épingles, qui avaient bien un peu entamé la peau.

Elle revient 8 jours après, puis à de grands intervalles. Elle a parfaitement guéri, sans arthrite grave et sans ankylose.

XXXIII.

Ouverture de l'articulation de l'épaule par une glace ;—Guérison satisfaisante.

11 juin 1870. — Nicolaon, polisseur, portait à deux (de l'équarri au poli, à travers les cours) une grande glace brute et lourde : Elle casse et la partie supérieure, retombant comme une guillotine, lui ouvre l'articulation de l'épaule, comme précédemment, à travers la voûte scapulaire et les attaches deltoïdiennes ; — avec spectacle de l'intérieur de cette grande articulation.

Quatre points d'une forte suture, espacés chacun de trois centimètres, pour ménager la sortie des liquides qui pourraient avoir besoin de sortir ; une compresse enduite de pommade camphrée, quelques longuettes disposées en épaulette et une écharpe constituent un pansement simple.

La cicatrisation intérieure, de la capsule, se fait lentement, mais sans complication, sans arthrite grave. — Au bout de quinze jours, Nicolaon circule dans son village, à Marmignoles ; — pendant trois mois il rôde inhabile et gêné, avec son bras en écharpe ; — puis au cinquième mois, il reprend son poste, qu'il occupe encore.

XXXIV–XXXV.

J'ai soigné deux hommes, qui dans des rixes avaient été atteints de plaies pénétrantes de l'articulation scapulo-humérale par des coups de couteaux : ces blessures se sont guéries avec des inflammations bénignes.

PLAIES PÉNÉTRANTES DU COUDE.

Je ne donnerai pas d'observations de plaies pénétrantes essentielles de l'articulation du coude, parce que je n'y ai jamais rencontré d'arthrite de ce genre. Les petites plaies, les piqûres né donnent pas ici naissance à des accidents comparables à ceux du genou. — Et dans les plaies compliquées de fractures, de perforations, de désorganisation des parties constituantes du coude, l'ouverture de l'article n'est que secondaire.

PLAIES PÉNÉTRANTES DU POIGNET.

XXXVI.

Le 25 février 1873. Regrin, équarrisseur à la Glacerie, taillait au diamant une dalle, un carré de glace d'une grande épaisseur ; la brisure se fait mal, un gros fragment saute et lui fait au côté interne du poignet une blessure profonde qui coupe le tendon, le nerf et l'artère du bord cubital, met à nu la petite tête du cubitus et ouvre l'articulation du poignet.

Nous parvenons avec beaucoup de peine à arrêter l'hémorrhagie artérielle, par la compression, et peu à peu la guérison s'effectue.

15 octobre 1874. — Regrin présente ceci de remarquable, que toute la main est atrophiée, d'une maigreur contrastant avec l'autre ; mais il s'en sert, il en est fort et, malgré l'ouverture de son articulation, il n'a eu ni inflammation ni ankylose.

XXXVII.

Ouverture prodigieuse du poignet. — Sans inflammation

3 juin 1873. — Chevalier, savonneur, tenait sa glace dressée et l'épongeait pour voir les défauts qui pouvaient rester ; elle casse et lui retombe sur le poignet gauche, coupant tous les tendons de la région antérieure, les nerfs, les deux artères et l'articulation, au point qu'il ne reste plus que la peau de la face dorsale et que le dos de la main a porté à trois fois sur le dos de l'avant-bras.

Les camarades habitués à ces accidents, mettent aussitôt l'éponge sur la plaie, entourent avec leur mouchoir ou un lambeau de leur propre linge, empoignent l'appareil improvisé et conduisent le blessé, ainsi comprimé, à la salle des pansements.

Malgré cela, Chevalier avait perdu énormément de sang et il tombait en faiblesses à chaque instant. Devant cet état urgent ces deux grosses artères, radiale et cubitale, donnant à qui mieux mieux, devant cette main qui ne tenait que par un lambeau de peau et que les muscles extenseurs avaient rabattue à plusieurs reprises sur le dos de l'avant-bras, la bonne religieuse plaça un gros tempon de charpie imbibée de perchlorure de fer ans le sillon de la plaie et par dessus établit une forte compression, qu'elle me pria de ne pas lever, tant elle avait eu de peine à arrêter le sang et tant il s'en était perdu.

Cependant au bout de trois jours, pour ne pas m'exposer à un étranglement et à la gangrène, je défis la première bande ; puis graduellement les jours d'ensuite, je décollai ou je reçus tombant, détaché par la suppuration, le tampon de perchlorure de fer, — l'arrêt du sang était complet et la cicatrisation montait du fond de cette scissure à la surface.

Au bout de deux mois, la cicatrisation était assez solide, le vide du sang commençait à se combler, Chevalier circulait dans la ville (comme je le permets à tous nos ouvriers blessés du membre supérieur), et j'attendais le résultat final.

Il n'est pas avantageux ici, l'atrophie et l'insensibilité de la main ne sont que secondaires; mais les tendons ne sont pas rejoints bout à bout, leur continuité et leurs glissements sont interceptés et cet homme nous restera estropié.

Pour ce qui concerne son articulation, elle est complètement libre, sans la moindre adhérence, et la main peut être conduite dans tous les sens.

XXXVIII.

Plaie pénétrante du poignet. — Sans arthrite.

23 février 1874. — Chassagne, du Préau, polisseur, est dans le même cas : sa glace lui a coupé les deux artères, la plupart des tendons fléchisseurs et ouvert l'articulation radio-carpienne.

J'avais accusé le tampon séparatif et le perchlorure d'avoir contribué à la cicatrisation vicieuse des tendons, dans le cas précédent. — Je voulais, cette fois, pratiquer la suture des tendons, et dans tous les cas, maintenir la main dans la flexion, en vue d'une meilleure cicatrisation. — Mais cet ouvrier était de la campagne et lorsque j'ouvris l'appareil, le sang s'élança avec tant de force, par quatre jets, que la famille ne me permit ni de faire la ligature des artères sur le champ, ni l'opération que j'avais préméditée. — Ces gens me citèrent tous ceux auxquels je n'avais pas fait ces opérations minutieuses, et ne tinrent pas compte de ceux auxquels j'avais pratiqué la ligature.

Toutefois, l'hémorrhagie récidivant à plusieurs reprises, je dus, au douzième jour, lier au moins l'artère radiale.

15 octobre 1874. — Chassagne a eu la main violacée, froide, insensible, sans motilité les premiers mois, atrophiée graduellement ; incapable de service.

Maintenant, il a recouvré quelques mouvements de flexion, insuffisants pour un bon travail, mais son articulation n'est bridée par aucun lien ankylotique.

XXXIX.

Nous avons ainsi à notre Manufacture de Glaces sept grands blessés de l'articulation radio-carpienne. — Ils ont tous subi les conséquences de la suspension des circulations sanguine et nerveuse ; tous sont passés par le refroidissement, la diminution de la vitalité, de la sensibilité et de la motilité. Tous restent plus ou moins génés, affaiblis ou estropiés de l'organe si essentiel de la main ; mais l'infirmité réelle résulte des cicatrisations vicieuses des tendons, de leur défaut de correspondance directe, de glissement dans leurs gaines, de leur adhérence enfin de chaque côté de la plaie.

Car, pour ce qui est de leurs articulations, elles sont toutes libres.

Je suis donc fondé à proclamer que l'ouverture des articulations du membre supérieur ne doit jamais être invoquée comme détermination d'amputation par elle-même, en vue des accidents qui pourraient survenir. — S'il y a analogie, il n'y a pas du tout ici égalité avec ce qui se passe au genou.

ARTICULATIONS DES DOIGTS

Les petites articulations des phalanges entre elles ou avec
les métacarpiens sans cesse exposées dans les usages de la
main, sont fréquemment ouvertes.— Il y survient bien quelque
chose un peu comme aux genoux, des arthrites quelquefois
très-marquées, de longue durée, se compliquant de fièvre,
d'angioleucite, même de loin en loin d'abcès du bras ou de
l'aisselle ; mais ces accidents sont des diminutifs infiniment
petits de ceux des articulations fémoro-tibiales. Ils ne compromettent pas l'existence, et ils guérissent tantôt avec ankylose,
tantôt avec retour des mouvements.

Jamais ces plaies pénétrantes essentielles des articles des
doigts, ne comportent pour moi l'amputation. Il faut pour cela
qu'il s'y joigne une désorganisation très-profonde, une impos-
sibilité de vie et de repri e. Toutes ces colonnettes des phalanges
sont extrêmement précieuses comme points d'appui, leviers, cro-
chets, empoigne, comme masse, et il faut bien se garder de les
sacrifier à la légère ; d'autant plus que la main est tellement
vitalisée par ses gros nerfs et par ses larges vaisseaux, que les
réparations s'y font admirablement.

Si j'insiste sur ce point, c'est que trop de personnes ont la
tentation de couper les doigts compromis.

ARTICULATIONS DU PIED

A l'articulation tibio-tarsienne, j'ai noté plusieurs cas de plaies pénétrantes essentielles sans conséquences fâcheuses.

Je n'ai eu ici d'arthrites graves qu'avec des lésions fortes des parties constituantes de cette articulation.

Pour les orteils, c'est à peu près comme pour les doigts : si ce n'est que l'entrave est plus forte, parce que les maux de pieds arrêtent la marche ; car les terminaisons se font de même, tantôt par ankylose, tantôt avec retour des mouvements.

PLAIES ARTICULAIRES COMPLIQUÉES.

Ce plaies rentrent dans la catégorie des plaies graves des membres ; j'en ai traité ailleurs au point de vue de la conservation ; je me propose d'y revenir, et pour le moment, je les regarde comme hors de la question proposée.

CONCLUSION.

De cet exposé et de ces faits il résulte : — que les plaies pénétrantes articulaires constituent des blessures de la plus haute gravité ; — mais qu'au milieu de tous les maux sortis de l'ouverture d'une articulation, comme au fond de la boîte de Pandore, il reste du moins l'Espérance ; — l'espérance de la guérison dans beaucoup de cas ; — l'espérance pour animer le médecin au traitement d'une aussi grande maladie ; — et pour le détourner du parti violent de l'amputation.

TABLE

Observations.

MONTLUÇON. — IMPRIMERIE CRÉPIN-LEBLOND

www.ingramcontent.com/pod-product-compliance
Ingram Content Group UK Ltd.
Pitfield, Milton Keynes, MK11 3LW, UK
UKHW021733090726
13657UKWH00002B/691